艾滋病预防健康教育丛书

警示性健康教育
与艾滋病的预防

卓家同◎著

CAUTIONARY HEALTH

EDUCATION

ON HIV / AIDS PREVENTION

復旦大學 出版社

序一

　　卓家同主任医师 1983 年自本科毕业后从事现场流行病学和疾病预防控制工作,1987 年硕士研究生毕业后到广西中医学院工作,1991 年至今在广西壮族自治区疾病预防控制中心工作,其中 1994 年到过美国疾病预防控制中心合作研究和 1997~1998 年美国埃默里大学公共卫生学院深造。他将理论与实际相结合,不断创新探索传染病控制方法,解决实际难题。面对艾滋病在农村通过性传播尤其是卖淫嫖娼的性途径迅速蔓延大幅攀升的态势,他在 2011 年提出警示性健康教育预防艾滋病的建议。由此他到广西边境的龙州县进村入户对居民与村民宣讲艾滋病的危害和防范哲理及其预防方法,创立"自省式防艾"模式来探索用警示性健康教育使村民自省自敛和自我防护,使得龙州县艾滋病年报告病例自 2011 年之后连续 7 年下降,在崇左市推广后使崇左市艾滋病年报告病例也连续 7 年下降,在全广西壮族自治区推广后使广西艾滋病年报告病例从 2011 年的 14 250 例降至 2016

年的 8 848 例。多年来我也竭力主张通过讲危害的警示方法预防控制艾滋病蔓延,卓家同率先做出了模式和榜样,这不容易! 历经 8 年锲而不舍,卓家同把警示性健康教育原理、方法与警示技巧等著成《警示性健康教育与艾滋病的预防》一书,充分体现我国艾滋病预防工作的理论自信和实践成果。我深表敬意并衷心祝贺该书的出版发行。该书必将对我国艾滋病防控具有很大的推动作用。

中国科学院院士

2019 年 1 月 6 日

序二

　　认识卓家同，是因为他在疾控一线辛勤耕耘，工作有交织；了解卓家同，是因为发现他不仅是个实干家，更是善于总结、能写并会讲故事的"理论家"。卓家同主任医师1983年广西医科大学公共卫生学院本科毕业后到宾阳县防疫站工作，又于1985年到广西医科大学攻读公共卫生研究生，1987年硕士毕业后到广西中医药大学任讲师，1991年2月至今在广西壮族自治区疾病预防控制中心工作。曾于1994年到美国疾病预防控制中心学习研究脊髓灰质炎野毒株城乡循环规律，1997～1998年到美国埃默里大学公共卫生学院攻读公共卫生决策与管理研究生。回国后长期在广西疾病预防控制第一线工作，针对广西地处边远、交通不便、投入不足、基础薄弱的实际，把工作重点放在边远贫困地区，使广西如期实现消灭脊髓灰质炎，并在此基础上，创立流行高峰间隔法对麻疹暴发高危县进行预测甄别并局部强化免疫以定点清除麻疹暴发隐患的策略，使广西麻疹连续10年连年下降并于

2010年在全国率先达到消除麻疹的目标,得到卫生部陈竺部长批示推广。他针对迄今为止尚无疫苗预防又无药物可以治愈的艾滋病防控中仅对人类免疫缺陷病毒(HIV)感染者和艾滋病患者治疗和关爱并不能阻止我国农村中因不懂艾滋病的致命侵害而卖淫嫖娼导致艾滋病蔓延飙升,以及广西艾滋病2005年之后由吸毒传播转为性传播的实际,提出警示性健康教育预防艾滋病的建议得到李克强总理充分肯定并亲笔批示。他创立"自省式防艾"模式探索用警示性健康教育使村民自省自敛和自我防护,使广西艾滋病蔓延扩散得到有效遏制并使发病率连年下降。历经8年,卓家同主任医师把警示性健康教育原理、方法与警示技巧等著成《警示性健康教育与艾滋病的预防》一书,我衷心祝贺该书的出版发行。该书用健康教育方法对行为性疾病进行预防的创新与示范,必将对我国艾滋病预防控制乃至行为性疾病的预防控制起强大的推动作用。

行为性疾病、生态性疾病、环境性疾病等是新型疾病发生的特点,科学普及、健康教育等在防控疾病中发挥着重要作用,希望该书有益于此。

高福

中国科学院院士

中国疾病预防控制中心主任

2019年1月8日

序三

艾滋病是由人类免疫缺陷病毒(HIV)感染人体免疫系统细胞,破坏与损伤机体免疫功能引起的一系列病变。HIV感染者发展为艾滋病的时间有很大的个体差异。从感染病毒到诊断为艾滋病的时间一般为5～15年,有时会更短或更长一些。至少目前仍然认为HIV感染不可治愈,期间艾滋病患者都可能是传染源。HIV感染需要特定的传播途径,往往是由不良行为引起的,但这些不良行为大多可以预防。目前尚无药物及疫苗可以预防艾滋病,通过健康教育改变不良行为是预防艾滋病的重要措施。对于诱惑行为产生的疾病进行警示性健康教育,使人们理性拒绝诱惑而不陷入泥潭来预防疾病则是预防艾滋病的一项创新性措施。

广西健康教育协会会长卓家同主任医师针对中国艾滋病2005年之后由吸毒传播转为性传播的现实及实际情况,提出警示性健康教育预防艾滋病的策略建议,得到国家领导人的高度关注。其创立的"自省式防艾"探索用警示性健康教育并进村入户宣讲,教育村民自省自敛和进行自我防护,使广西艾滋病蔓延扩散得到有效遏制,发病率连年下降。卓家同主任医师把警示性健康教育原理、方法与警示技巧等一系列研究与实践进行总结,撰写《警示性健康教育与艾滋病的预防》一书,相信该书将会得到艾滋病预防界的关注。该书是对健康教育理论与实践的丰富和发展,也是用健康教育方法对行为性疾病进行预防的创新范例,将推动我国艾滋病防控及相关的疾病预防。

复旦大学公共卫生学院教授
中国健康促进与教育协会会长

2019 年 1 月 10 日

序四

　　艾滋病（AIDS）病毒——人类免疫缺陷病毒（HIV）的传播与流行对中国公共卫生是挑战也是机遇。相对非洲而言，中国稍为延后的 HIV/AIDS 流行为中国防控干预提供了窗口时间。卓家同教授是在早期就充分利用这一窗口机会宣传提高 HIV 流行的公共卫生严峻性认识并采取预防控制策略的先驱之一。针对农村特点，他在广西采用社区健康教育策略在晚上为社区居民和村屯农民宣讲艾滋病危害的方式，以提高人们对 HIV/AIDS 认识和预防意识。

　　其实，卓家同教授是 1994 年参加美国疾病预防控制中心和埃默里大学联合举办的《高级应用流行病学》学习班和 1997 年荣获汉佛莱学者在埃默里大学学习公共卫生决策与管理研究生课程才接触艾滋病预防与控制的，之后他便在广西壮族自治区采取艾滋病预防与控制的策略遏制艾滋病的流行和蔓延并走在中国同行前列。我是此时结识卓家同教授，我们也自 20 世纪 90 年代后期开始长期合作。

广西是中国 HIV 传播较为严重的省份之一。从事免疫规划多年的卓家同教授早期工作是以循证医学为基础,着重不洁注射器传播乙型肝炎病毒(HBV)、传播 HIV 的预防并在全自治区实施。从脊髓灰质炎的消灭到消除麻疹的实践,深知公共卫生网络健全与人员队伍素质的提高是疾病预防控制的关键,他采取上至疾病预防控制中心下至卫生院防保科人员全员培训方式,使防控队伍加深对 HIV 流行严重性的认识和强化预防为主的观念。

综合考虑当地社会经济发展状况,卓家同教授在广西成功地将流行病学原理和公共卫生决策与管理方法应用于艾滋病预防实践。《警示性健康教育与艾滋病的预防》一书将预防艾滋病的科学知识与人文哲理融为一体,在对艾滋病认识与预防的措施采取上不论是卫生防病专业人员还是普通读者都开卷有益。我恭贺此书的出版发行。

美国疾病预防控制中心教授

阿伯利罕·谢胡 博士

2019 年 1 月 13 日

Preface

Chinese public health offers unique opportunities and challenges to HIV epidemic control. The relatively late expansion of the HIV/AIDS epidemic in China as compared to African countries offered an intervention window, and Prof. Jiatong Zhuo was one of the first to exploit this opportunity to both increase recognition of HIV as a public health problem and to implement prevention and control strategies. He used HIV/AIDS health education strategies tailored to rural communities including events in the night to inform rural residents and farmers in Guangxi.

Indeed, his exposure to HIV control initiatives in the U. S. A. during the Advanced Applied Epidemiology training in 1994 and the 1997 Humphrey Fellowship at the U. S. A. CDC and the Emory University that helped Prof. Zhuo move ahead of his Chinese colleagues in exploring intervention opportunities in Guangxi Province. It was in this context that had the opportunity to interact with Prof. Zhuo in the late 1990s.

Guangxi province had higher risk for HIV transmission than most other Provinces in China, and Prof. Zhou's early work focused on elevating the evidence base, highlighting the risk of injecting needle related transmission of HIV and HBV and engaging counties on prevention strategies. He knew from his polio and measles work that health care workers were the key to any prevention strategies and Prof Zhuo embarked on a staggered training program for the entire province to expose health care professionals to state of the art concepts on HIV control.

Fully taking local socioeconomic development in to consideration, Prof. Zhuo successfully applied the principles of epidemiology and public health policy and management to navigate HIV control efforts in the region. This book consolidates current scientific information as relevant to his target audience and will help public health professionals to uptake and respond to the challenges of HIV control. I congratulate him on the publication.

Prof. Shahul H. Ebrahim, MD, MSc, PhD

Centers for Disease Control and prevention, U. S. A

2019 - 1 - 13

前　言

　　艾滋病是一种目前尚无药物治愈也无疫苗预防的传染病,也是一种经不住婚外性行为诱惑招致感染的传染病。艾滋病的众多宣传都应指出其危害的严重性,使人杜绝婚外性行为招致感染。身体健康活动自如能省去就诊与服药的诸多烦恼,健康的身体要靠自身努力和自律,这就是习近平总书记说的"每个人都是健康的第一责任人"。你有多自律就有多健康。任何针对艾滋病危害轻描淡写的宣传,都会导致对艾滋病的了解与预防行为相分离的现状。本人提出警示性健康教育预防艾滋病的理念与策略,得到李克强总理的充分肯定并亲自批示。之后,创立"自省式防艾"模式,探索用警示性健康教育并进村入户宣讲,教育村民自省自敛和进行自我防护,使广西艾滋病蔓延扩散得到有效遏制,发病率在 2012 年之后连年下降。集警示性健康教育原理、方法与警示技巧等这一系列研究与实践,撰写的《警示性健康教育与艾滋病的预防》,包括艾滋病危害健康的机制、预防艾滋病涉及的人生哲理和自我预防的行为方法、过度放纵招致艾滋病感染的警示事例,以及预防组织和实施框架及其效果。本书用健康教育方法对行为性疾病进行预防,希望这一创举对我国艾滋病乃至行为性疾病的预防控制产生强大的推动作用。

　　尽管本人历经努力,由于知识和能力有限,本书可能存在不足与错误,敬请广大读者批评指正。

卓家同

2019 年 1 月 6 日

目 录

第一章

做爱与防艾

|第一节| 人类正常的恋爱婚姻传宗接代 一般不会染上艾滋病

艾滋病是艾滋病病毒——人类免疫缺陷病毒（HIV）借助人的不正当性行为（多指夫妻之外的其他性行为）等途径感染和传播的一种传染病，即不正当性行为可以染上并传播艾滋病。那么人类传宗接代的做爱会不会染上艾滋病？人类正常的恋爱婚姻传宗接代一般不会染上艾滋病。下文从传宗接代开始阐述。

人类通过恋爱婚姻组建家庭的夫妻生活繁衍后代以生生不息。成年之后的恋爱是每个人的幸福追求。恋爱结婚是人生最美好的期盼。有一位曾经在西北高原插队的知青画家说，他下乡的时候，吃也吃不好，穿也穿不好，可是因为跟一个女知青好了，再苦的日子都觉得是甜的，后来有回城的机会都不想回了。这种恋爱的甜蜜是无与伦比的。恋爱一定的时间瓜熟蒂落,身穿婚纱的美丽姑娘由恋人相挽步入婚姻的殿堂,亲朋好友光临祝福,纷纷祝福新人百年好合、早生贵子。怎么样早生贵子呢,无非就是新娘、新郎云雨翻腾欢愉性交。男方射精后,大部分精子随精液从阴道内排出,小部分精子依靠尾部的摆动前进,进入女性的阴道,开始长时间的游动,从阴道游到子宫的入口。精子释放蛋白溶解酶溶解宫颈黏液;由性交引起的子宫收缩及输卵管蠕动加速了精子的运行;输卵管肌层的蠕动、黏膜纤毛的摆动及黏液细胞分泌的输卵管液的流动,导致精子由宫腔向输卵管壶腹部运行。在那里,母体分泌出一种黏稠的液体,这种黏液呈网状,卵子飞奔出来的时候,这个网是开着的,精子很容易通过,继续往上游。除了在排卵后 24 小时之内,其他时间,这个网都是关着的,阻止精子进入子宫中。顺利通过"关卡"的精子大约是射精时数量的千分之一。经过形态、生理、生化的改变,具备了受精能力,精子们把头钻到卵子的外壁上,尾巴不断拍打着,卵子则随着精子尾部的运动缓慢地逆时针转动。最终只有一枚精子进入卵子,同时抑制其他精子的穿入。精子完全进入卵子体内以后,通过核的融合,使父、母各 23 条染色体结合成为 46 条(23 对)染色体,然后形成一个新的细胞,这个细胞称为受精卵。受精卵从输卵管分泌的液体中吸取营养和氧气,不断进行细胞分裂。与此同时,通过输卵管的蠕动,受精卵逐渐向宫腔方向移动,3～4 天后到达宫腔。受精后 8 天,胚芽完成"着陆",微微嵌入子宫内膜。此时它分裂发育,3～4 天后到达宫腔时已发育成为一个具有 12～16 个细胞的实心细胞团,形状像桑椹,称为桑椹胚。桑椹胚在子宫腔内继续细胞分裂,体积增大,出现腔隙及细胞液。此时的受精卵称为囊胚或胚泡。在受精后 6～8 天胚泡的透明带消失而进入子宫内膜,这个过程即孕卵植入,又称为着床。当受精卵在子宫着床时可能会有些感觉,就是有轻微的出血现象。受精后 6 周,人形已隐约可见。停经 5～8 周,受精卵发育为胚胎,9 周以后发育成为胎儿。长到 4 个半月,他移动手臂,把手指放在唇边,这可以促进他对吮吸的反应。然后瓜熟蒂落,在妇产科医生帮助下产下婴儿。

有的孕妇分娩是十分痛苦而且充满危险的过程。据报道,陕西榆林的一名待产孕妇在生产期间,向家属要求剖宫产,主管医生、助产士、科主任也向家属提出剖宫产建议,均被家属拒绝。最终产妇因难忍疼痛,情绪失控,从 5 楼坠下身亡。我们的母亲就是这样冒着生命危险把我们带到这个世界的。因此,我们不要动不动就对父母尤其是母亲出言不逊,我们要充满感激之情来报答伟大的母亲。

从来没有一种传染病能像艾滋病那样对人类社会造成如此深远的影响。按流行病学的原理,如果一种疾病既存在传染源、传播途径和易感对象(没有抵抗力的人群），而又没有任何有效方式阻断这 3 种条件之一，那么它的蔓延势在必行，艾滋病现在的情况就是如此。有研究表明，世界上素不相识的两个陌生人，只需通过 6 个人的辗转就会搭上关系。这就是美国社会学家斯坦利·米尔格拉姆在 1976 年提出的"6 个分离度"理论，HIV 主要是通过人际间的性接触传播的，一个与染有 HIV 素昧平生的人会不会只经过 6 个陌生人就染上 HIV 呢？回答是肯定的。因为，HIV 的传播并不需要 6 个环节，有时只要 2～3 个甚至 1 个性接触环节就足矣。1994 年，美国的劳曼等出版了《性存在的社会组织》（俗称"芝加哥报告"）。该书的重要结论之一是，性行为是人际的和社会的。一个人如果跟一个以上的人有过性行为，无论是再婚还是婚外情，无论是同性还是异性，而对方也有这样的性行为，那么这个人就有可能与社会上的无数陌生人通过性搭上了关系，只不过这种关系既可能是"串联"（一对一的单线联系），也可能是"并联"（一对二或以上的多线联系）。由此便得出另一个结论，HIV 通过传染源、传播途径和易感对象（没有抵抗力人群）3 个环节就可能会传播到另一个健康者身上，只要他或她没有采取任何屏蔽或保护措施。

很多人会问，家庭正常夫妻性生活与卖淫嫖娼或婚外性交都是做爱，为什么家庭正常夫妻性生活的做爱一般不会传播艾滋病，而卖淫嫖娼或婚外性交的做爱容易传播艾滋病呢？因为正常夫妻性生活的做爱与卖淫嫖娼或婚外性交做爱的性质不同。正常的夫妻做爱(夫妻两人都没有夫妻之外的其他性行为)是用社会的道德规范和约束性生活借以传宗接代的同时,满足正常的生理、心理需要,使得夫妻双方乃至整个家庭都得到幸福和稳定,夫妻双方彼此都是严格律己的以对方为一对一的忠诚伴侣,不存在与社会上的无数陌生人通过性搭上关系,从而不会染上多性伴性交过程才染上的包括 HIV 在内的性传播疾病病原菌或病毒。而卖淫嫖娼或婚外性交则是夫妻之外其他性行为的临时多性伴或固定反复多性伴的接触,这些多性伴侣在跟别的多性伴性交过程中染上包括 HIV 在内性传播疾病的病原菌或病毒,从而除了伤害夫妻感情和冲击家庭幸福和稳定外,更是与社会上的无数陌生人通过性搭上了关系,使得艾滋病感染和传播机会大大增加,再通过不知道染上 HIV 甚至刻意隐瞒染上 HIV 仍然在家庭正常夫妻性生活传染给对方,使得夫妻双方都得艾滋病。如果此时的家庭正常夫妻性生活导致怀孕,也会通过怀孕、生产和哺乳过程传给婴儿而彻底摧毁一个家庭。因此在经济和社会都相对宽松和宽容的今天,只有夫妻双方彼此都是严格律己的一对一的忠诚伴侣,才能有效地预防艾滋病,这对家庭成员健康和自己的健康以及家庭幸福都异常重要。

想要不染艾滋病,前提是正确面对和处理诱惑与贪婪的问题,即控制与自控的问题,弘扬传统美德,夫妻忠诚,家庭幸福。很多有关"礼节性接吻不传染、吃饭不传染"等等艾滋病宣传,科学上正确无比,但其会麻痹人们的感觉,丧失警惕,甚至对有点贪便宜的私心和欲望的男女卖淫嫖娼起纵容作用从而失去戒心而放纵作乐。因为这些宣传语像整容美容一样,打肉毒素的医生只会告诉你肉毒素针能瘦脸,不会告诉你很快你就会比同龄人长出更深的法令(皱)纹。注射玻尿酸的医生会告诉你这东西时间久了就会吸收,不会告诉你其实交联物吸收不掉,会跟你的组织纠缠在一起,而你的组织会因为炎症刺激或排异反应而增生。西方国家的"礼节性接吻"是刚刚触到嘴唇时就停止,或是脸贴脸而根本不存在"吻",只是象征性的礼节。其实很多年轻人或中国人没有什么礼节性接吻,接吻就是接吻。有个男生 2 个月前跟一个性观念很开放的女生接吻,这一吻 2 个月后男生嘴唇上长出了溃疡,随后身上出现了小红疹子,到医院就诊检查血液梅毒阳性而确诊为梅毒。接吻都可以传播梅毒,有什么理由不传播艾滋病?对任何人包括 HIV 感染者和艾滋病患者都要尊重,不要在其跟前出言不逊和羞辱,就是达到不歧视的目的。但不应该以麻木方式的宣传使人们丧失警惕性甚至采取放纵行为而染上艾滋病。

那么,怎样才能抵挡诱惑与贪婪呢?只有三管齐下才能达到,即通过修身自律和深刻认识艾滋病对身体健康的伤害来警醒自己。你有多自律就有多自由。因为健康了,才能有自由。这类人靠修身就能自觉自律。但对那些光靠修身不足以自觉自律的人,只有认识并从艾滋病的痛苦折磨与身体伤害导致死亡结局的可怕性中得到警示,才能挡住诱惑和贪婪的欲望,否则不见棺材不流泪。甚至对那些没有那么高尚人生追求、有点自暴自弃、顽固不化的极度自私甚至不惜性命的人来说,不但要认识艾滋病的痛苦折磨与导致死亡结局的可怕性,还要从其高危性行为染病死亡导致声誉扫地而贻误和连累后代,使之幡然悔悟而抵制贪婪的欲望。

|第二节| 夫妻之外的其他性行为是 艾滋病传播蔓延的主因

作为成年男人,对年轻漂亮的女生都有想看一眼或多看一眼的欲望,这再正常不过了。欲望是什么? 假设目标是身体健康,欲望就是吃可口的食物,或者与心仪人做爱。因此,欲望没有错,但这并不意味着能放纵乱来,尤其是性欲望,欣赏看看外貌可以,但不能做。有句话"不要上错床"就是指这个道理。如果放纵而贪图那不应该的夫妻之外的其他性行为,就有可能染上艾滋病。

夫妻之外其他性行为的放纵可能会得艾滋病。

当 HIV 借助人的不正当性行为(多指夫妻之外的其他性行为),或者通过受污染的注射器进行静脉注射或母婴传播等途径进入人体后,首先攻击的目标是辅助性 T 细胞。被感染的辅助性 T 细胞内的 HIV 便会大量繁殖,从而产生无数 HIV 颗粒,杀伤大量 T 细胞,造成免疫系统第一道防线崩溃,最后彻底摧毁整个免疫系统,使机体丧失免疫功能。

那么,什么是艾滋病?

艾滋病是 HIV 摧毁身体抵抗力之后,任由其他病毒、细菌、寄生虫和肿瘤来残害身体,最终致死的一种传染病。得了艾滋病就像一匹暴露在草原中毫无抵抗能力的马,猎豹来撕一口,鬣狗来咬一块,秃鹫也来争一口,谁都想来分一杯羹。得了艾滋病首先会长期发热、腹泻和明显消瘦,后期呈现多器官衰竭,直至死亡,饱受折磨,身心痛苦。

艾滋病目前尚无法治愈,也无疫苗预防,病程痛苦,最后不治身亡。一旦染上艾滋病,平时根本不对身体产生威胁的传染病或感染如支原体肺炎在艾滋病患者体内,一般 6～24 个月内死亡。虽然医学越来越进步,甚至有研究说,如果一个感染者 20 岁感染艾滋病,那他的预期寿命是 70 多岁。请千万千万不要“以身试法”,而且一辈子生活在病患与服药的斗争中。此等痛苦只有患者才能深刻感受到,而且一般都熬不过 10 年。虽然通过输血和母婴可以传播艾滋病,但由于国家对血液和不安全医疗器械严密监管,我国经输血感染艾滋病接近零报告。另外,针具交换和美沙酮替代等项目使吸毒传播大幅下降,母婴传播也有药物进行阻断。所以,当前我国的艾滋病在县乡 70%～90% 为性传播,其中 60%～80% 是经嫖娼传播。因此，HIV传播程度很严重，千万不要有夫妻之外的其他放纵的性行为，即不要去约炮、不要去卖淫嫖娼或搞婚外情，否则有可能染上和传播艾滋病！

为什么面对社会的诱惑与我们自身的贪婪纵欲如此需要警惕和警醒呢？因为这与卖淫嫖娼密切相连。最近有报道涉及28省市"互联网＋"模式组织卖淫案，说明卖淫嫖娼的形式变得更加方便、容易和隐蔽。一名卖淫女手机上用于招嫖的微信群竟多达300多个，如此便捷的途径使得性传播成为中国艾滋病感染的主因。为了去除对艾滋病的恐惧，有的宣传竟然说艾滋病潜伏期有29年那么长，导致有的老人看到后说自己60岁了，染上艾滋病到80岁或90岁才死，值得或抵值了，就以此为依据去嫖娼，结果1个月染上，2年多就死了。艾滋病真的有29年那么长潜伏期？个别有，一般情况下没有。2014年5月19日《成都商报》报道，26岁的雅安某中学教师，2014年春节前一次不安全的性行为感染上了HIV，2014年4月在绵阳市疾病预防控制中心确定感染HIV。从染上到确定，才半年不到。截至2015年5月，广西龙州县HIV/ADIS报告时间与死亡时间关系调查，在当时尚没有普遍抗病毒治疗的农村，在确定发病之后3年内死亡的占92％。

为什么中国艾滋病患者发病和死亡比较快呢？一是因为中国农村尤其是南方都以重体力农活为主，染上病毒之后没有像欧美发达国家那样不用干活又有牛奶等丰富的食物救济。二是中国 30 岁以上人群尤其是南方乙肝病毒携带者很多,染上 HIV 后造成并发而加快出现症状和死亡。三是中国人吸烟率高,抗 HIV 药与吸烟都增加肺癌发病和死亡风险。中国的艾滋病患者发病快还因为中国艾滋病主要通过性传播,而性传播途径进入身体的一次 HIV 量往往比吸毒等通过污染的注射器进入体内的病毒量大成千上万倍,而且中国 HIV CRF01 - AE 亚型更会导致快速进展而加速死亡。

有人会问,艾滋病通过性传播,乙肝也通过性传播,为什么乙肝没有像艾滋病那样通过卖淫嫖娼快速蔓延呢? 这是因为免疫原理和结局的不同。人的免疫系统从出生之后慢慢开始成熟,新生儿期感染乙肝病毒造成慢性携带状态的概率高达 90% 或以上,1 岁后降至 80%,5 岁降至 10%～30%,12 岁降至 10%,而成年后再暴露于乙肝病毒危险因素时,即便感染也已经有能力清除,如果清除不了,有的就会急性恶化甚至死亡,极少演变成慢性携带者(青少年与成人为 0.3%～0.9%)。也就是说乙肝病毒攻击肝细胞和其他细胞,免疫系统随年龄增大成熟后能清除新发感染。而 HIV 不同,其攻击免疫细胞,无论年龄大小、免疫系统成熟与否,一律通吃。通俗地说,乙肝病毒是欺小凌弱,而 HIV 大小通吃、童叟均欺。

为什么 HIV 一旦侵入人体细胞,就会一直赖在那里不肯出来了呢? 因为 HIV 会将其致命的基因组嵌入感染者的脱氧核糖核酸(DNA)遗传物质中,迫使感染者不得不在余生接受治疗。艾滋病专家哈利利解释称:"由于HIV-1永远不会被免疫系统消灭,因此需要剪除病毒才能治愈这种疾病"。目前尚不具备该项技术。

那艾滋病又是怎样残害人体健康的呢? 当HIV借助人的不正当性行为,或者通过受污染的注射器进行静脉注射或母婴传播等途径进入人体后,将其RNA反转录成DNA注入宿主DNA中,不但寄居在人体细胞内骗吃骗喝,还将其变成自己繁衍增殖的工厂,玩命地生产出一代又一代的病毒,从而产生无数HIV颗粒。这些病毒杀伤大量的T细胞,把一个个免疫淋巴细胞折磨死后,又转移到另外健康的淋巴细胞,造成被感染的细胞百分之百死亡,导致免疫系统第一道防线崩溃,最后彻底摧毁整个免疫系统,使机体丧失免疫功能,然后整个人体因为缺乏免疫力而不能抵抗其他病毒、细菌、寄生虫感染和肿瘤,最终死亡。

那为什么艾滋病患者死后要进行消毒? 因为人死了,HIV或其他病毒、细菌、寄生虫等有害微生物仍会存活一定的时间,因此必须清理消毒。

那为什么还没有疫苗可以预防艾滋病? 其实艾滋病疫苗一直在研究中,但频频失败。到目前为止,能制成的疫苗对侵害人体的病毒都是攻击免疫系统以外的细胞,研制疫苗的前提是这种病毒不是专门攻击和占领免疫系统，因为 HIV 专门攻击机体免疫细胞，因此艾滋病疫苗至今还没能研制成功。

人类正常的恋爱婚姻传宗接代一般不会感染艾滋病。那么怎么样才会导致艾滋病感染呢？前面说到，通过血液、母婴可以传播，但由于国家对血液和不安全医疗器械实行严密监管，我国经输血感染艾滋病已接近零报告。另外，针具交换和美沙酮替代等项目使吸毒传播大幅下降，母婴传播也有药物进行阻断。当前我国的艾滋病尤其是南方在县乡 70％～90％为性传播，其中 60％～80％通过嫖娼传播。这些人染上艾滋病大多是通过夫妻之外的其他放纵的性行为，如约炮、嫖娼、卖淫或做别人的情人，使得一个人有多个性伴，对方又同样有多个性伴，通过性交相连形成一张看不见的但相连的网。就像串联的电灯泡，一开全亮，前面一个染上了 HIV，后续与他有夫妻之外的其他性行为的多人都会染上。只要有一个 HIV 携带的人作为"种子"，就不能避免艾滋病群体暴发的可能性。这种传播模式被专家称为"葡萄串"现象，总体是一大串，分枝上又各自有一串，一串套一串。洁身自好的无夫妻之外的其他性行为是预防艾滋病的最好方法，自己干净才能保证丈夫或妻子不染艾滋病。因此，艾滋病好厉害，不要有夫妻之外的其他放纵的性行为，即不要去约炮、嫖娼或搞婚外情等，洁身自好，否则自身难保、爱人也难保，甚至家庭也难保。

|第三节| 艾滋病的常见临床表现及其国内外预防策略

艾滋病有些什么症状呢?

一、与艾滋病关系最密切的临床表现

1. 明显消瘦,3 个月内体重减轻 10％以上。

2. 持续发热 1 个月以上;持续腹泻 1 个月以上。

3. 生殖器或肛门周围持续溃疡 1 个月以上。

4. 持续咳嗽 1 个月以上。

5. 神经系统出现注意力不集中,周围神经病,神经错乱,头痛加剧。

6. 慢性盆腔炎。

7. 药物性皮肤反应。

8. 反复发作性皮肤炎。

如果有 3 种或以上症状,加上当地是流行区,又有高危性行为,即可怀疑为 HIV 感染。

二、艾滋病特征性临床表现

1. 鹅口疮。

2. 黏膜白斑。

3. 隐球菌性脑膜炎。

4. 粟粒型肺结核、非空洞型肺结核或肺外结核。

5. 皮肤多发性带状疱疹。

6. 淋巴结肿大,淋巴结外高度 B 细胞浸润的卡波济肉瘤,或淋巴结大并有其他暗含红色病变。

7. 严重的发痒性丘疹。

如果有 2 种或以上症状,即可怀疑为 HIV 感染。

三、对艾滋病患者临床表现的识别

1. 消瘦,3 个月内体重减轻 10% 以上,晚期呈恶病质。

2. 淋巴结肿大,可看见明显肿大的淋巴结或转换姿势便可见,不明显的可经触摸发现。

3. 真菌性口腔炎即鹅口疮,如果无特殊原因,在扁桃体上方部位出现鹅口疮多半是艾滋病所致。

4. 卡波济肉瘤,可发生在任何部位,如表皮、眼睑、舌头、牙龈,发生在肺部时表现为咯血(此时与肺结核咯血难区分),发生在胃部时表现为呕血(此时与胃溃疡呕血难区分)。

5. 黏膜白斑。

6. 多发性带状疱疹。

7. 体癣、头癣,常呈不规则的脱发,伴有大量头皮屑,俗称"鬼剃头"。

四、艾滋病的来源

那么,艾滋病从哪里来的? 艾滋病是通过非洲黑猩猩传染过来的。

非洲有些地方沿袭生食习俗,食品加工方法粗制滥造,市场上出售的肉食品通常只是烤黑而已。很可能经常捕食大猩猩等灵长类动物,导致以动物为宿主的 HIV 跨物种传染给人类。非洲是个既原始又开放的地方,20 世纪 70 年代非洲的稀有矿产和野生动物吸引西方人到那里,艾滋病便通过嫖妓等多性伴途径传到欧美国家,继而蔓延全球。

艾滋病不但表现在病症痛苦、死亡率高和死亡快,而且表现在它蔓延流行扩散也快。非洲撒哈拉沙漠地区在 1984～1999 年的 15 年间人群中艾滋病流行率就增加 10 倍;赞比亚首都卢萨卡的一个规划可用 30 年的坟场,由于艾滋病流行引起死亡速增,不到 10 年坟场就被占满。

那么,艾滋病有高危人群吗? 在国外,可能有。在中国,没有。因为病毒是看不见的敌人,只要你有夫妻之外的其他性行为,如约炮、嫖娼、卖淫或者做别人的情人等,就可能导致自身感染和丈夫(或妻子)之间感染。想入非非的约炮等想法谁都可以有,也没有人在付诸行动之前会广而告之,你也不要以为人家去嫖娼会先告诉你。有个地市卫生局艾滋病防控科科长说,他遇到好几个患艾滋病的农民,平时老实巴交的样子。可见,先入为主往往行不通。有个老太虽年逾九旬,身体仍硬朗,丧偶近 20 年,独居于义乌闹市区。老太于 1 个月前因病住院,经检查后证实感染 HIV。老太向疾病预防控制人员表示,她有栋 3 层楼,有时会收留一些拾荒的外来人员,觉得既可做伴,又能收点"住宿费"补贴家用。而近年先后有 2～3 名 60 多岁的拾荒老翁要求与她同床并每次给她十至几十元钱,她亦曾与对方发生性关系,故感染艾滋病。法国哲学家、思想家、社会理论家、语言学家和文学批评家米歇尔·福柯在 20 世纪 70 年代因探索快感享用和感官刺激经验投身于夜总会和公共浴室蔚然成风的滥交中,1984 年出现艾滋病症状之后 4 个月死去。说明艾滋病没有什么高危人群,没有谁注定会患艾滋病,不分贫富贵贱,只要你有夫妻之外的其他放纵的性行为,如约炮、嫖娼、卖淫或者做别人情人的高危想法并实施,就可能染上艾滋病。

那么,如何才能预防艾滋病? 根据流行病学的理论,如果一种疾病既存在传染源、传播途径和传播对象(没有抵抗力的易感人群),而又没有任何有效方式阻断这 3 种条件之一(比如疫苗接种),那么它的蔓延就是一种必然。如果一种传染病在一个社会中传播,其个人和政府均不采取预防控制措施,艾滋病通过多种途径尤其是性传播失控地蔓延,那么这个社会就有可能消亡。由单纯的疾病流行导致的消亡需要长达半个世纪或一个世纪以上，在其消失之前至少表现为寿命缩短、期望寿命显著下降。例如，非洲东南部内陆国家斯威士兰，东与莫桑比克接壤，剩余三面被南非包围。面积1.7万平方公里，比北京市稍大；人口130万，仅为北京的1/17。它是世界上人均寿命最短的国家，生活在那里的人们大多活不过35岁，人口死亡率位居世界之首。斯威士兰虽然是个贫穷小国，但资源丰富，小国寡民，外加南非的帮助，经济发展虽达不到世界前列，在南部非洲的排名还是靠前的，相对于被南非包围的莱索托，自然条件优越很多。其高死亡率的原因，不排除恶劣的自然环境因素，但更多的是因为艾滋病。斯威士兰性观念开放，那里实行一夫多妻制，保留最原始的童婚制度，间接导致艾滋病的高发生率。很多还未成年的孩子都是HIV携带者，甚至有的孩子一出生就是病毒源头，整个国家的HIV感染率高达40%。斯威士兰整体经济落后，国民文化水平偏低，医疗卫生资源更是有限，HIV感染者无法得到有效的治疗和控制，又没有专门的预防机构和队伍，每年死亡人数中至少有70%是因为艾滋病死亡。目前艾滋病已经成为斯威士兰面临的最大危害。为了避免艾滋病的蔓延，斯威士兰采取了一系列措施，甚至颁布法律规定5年内不允许人们发生性行为，希望能从源头上遏制其发展。只不过对于开放的斯威士兰人民来说，及时行乐似乎比生命更重要。如今斯威士兰艾滋病依然泛滥成灾，2008年人均寿命不足 31 岁。艾滋病若不能得到有效遏制,斯威士兰或许会成为世界上第一个因为艾滋病而灭亡的国家。

那么,西方发达国家怎么预防艾滋病呢? 欧美等西方国家教育水平高,城镇化水平高,隐私保护强,性行为界限模糊。但他们从小自律性好,自愿咨询检测得知感染 HIV 后,能负责地以诚信的行为避免感染他人。欧美等西方国家只有国家、省和县级有疾病预防控制机构,而在乡镇、村或社区都没有专门的预防控制机构,也没有专门人员实施预防。因此,欧美等西方国家采取对已感染人群治疗以降低病毒量为主和自动使用安全套的高危人群干预为主(消除对艾滋病患者的歧视、吸毒人群的针具交换,美沙酮门诊,免费咨询检测及早发现感染者和患者并对感染者和患者免费进行抗病毒治疗,性工作者百分之百使用安全套)的治疗方法,使得 HIV 不向一般人群传播和扩散。这就像治理环境污染一样,工厂必须治理达标,也就是不排污。欧美等西方国家法律健全,人人基本自觉遵守,从而具有比较明显的效果。

由于中国尤其是农村教育水平较低,已感染人群难于像欧美等西方国家那样守信守法而不传染他人,有的甚至恶意传播,以越多的人像他(她)那样感染上艾滋病为快。随着城市化进程加快,在农村地区,人们的思想道德修养不足,尤其是对从偏远农村来的已进城或将进城谋生青年民工的健康宣传教育没能全面覆盖,东方人又不太愿意使用安全套,甚至即便使用安全套也因在使用过程中的卫生问题而受感染。王沪宁在《在政治的人生》一书中写道:在美国一些城市,法律规定吃了大蒜之类的东西,要半个小时以后才能到公共场所去。法律在国外是一个天大的规则,任何人不能违背。因此,沿用西方的做法控制中国艾滋病流行没有达到人们的期望。中国采取的策略是鼓励人们洁身自好、出淤泥而不染;并对已感染人群治疗以降低病毒量和高危人群干预主动使用安全套,只有这样才能遏制艾滋病的蔓延并使之得到控制。有高危人群吗? 理论上有,但与一般疾病的高危人群不同,艾滋病传播的行为大多是有违伦理道德的婚外性行为。这种行为是龌龊的、不光彩有失脸面的、不为人欢迎不被人接受的,因此即便是艾滋病高危人群也不会接受专业人员的帮助或规劝;艾滋病传播的动作或载体大多与金钱交易有关,只要金钱增多达到或超过其期望,就将有关阻断艾滋病传播的知识和规劝撇到一边而不予重视,更不遵守实施。因此,在宣传或干预时,如果分所谓"高风险暴露人群"、"高风险潜在人群"和"一般人群"的三六九等,专门针对某几个人,人家扭头就走,根本不会理你。相反,教育面向所有人,如全村人都来,让大家都来听,这样那些有嫖娼想法的人才能受到教育,从而产生效果。专门针对所谓高危人群去预防艾滋病,根本做不下去。而且哪一个人注定是去嫖娼? 村里哪个爱嫖娼的在去嫖娼之前会告诉你? 一个市卫生局艾滋病防控科的科长说,有很多看起来很老实巴交的人,却得了艾滋病。

这种现象值得反思。因此,无论是对卖淫女,还是嫖娼高危人群,国家要求要尽量尽力完成。但往往效果有限,我们更应另辟蹊径,不应该仅采取所谓高危人群干预而忽视一般人群的宣传和警示性健康教育。

|第四节| 预防艾滋病的警示性健康教育

那么,怎样进行艾滋病预防的宣传和必要的警示教育才能达到洁身自好、出淤泥而不染呢?首先,面对纵欲现象要逆之而行,不要盲目跟风。告诉人们,有 5 个情妇的不一定就比有 3 个的幸福,有 3 个情妇的不一定就没有情妇的幸福,性生活越多未必越快乐。安全套也不能百分之百起到保护作用。因为:①有的安全套不合格;②即使是合格的安全套,能阻隔精子不一定能阻隔各种病毒。传统避孕套每只约有 1 亿多个 120 纳米以上孔径,其乳胶膜体存在 5 000～70 000 纳米之间的天然裂隙,仅可对直径类似人精子大小的颗粒(直径约 3 000 纳米)有效阻隔,而对于直径相当于或小于 120 纳米的颗粒物并不能完全阻隔,即直径 120 纳米的 HIV 完全有可能穿透传统天然胶乳避孕套;《新英格兰医学杂志》曾报道,使用避孕套预防艾滋病的失败率为16.7%,持续使用避孕套只能 80%～90% 地降低艾滋病传染的危险。③即便使用安全套,也因使用过程中的卫生问题而受到感染。

Weller 在 1993 年发表于英国《社会科学医学》杂志中的一篇文章中提到,安全套对艾滋病的预防有效率为69％。这是因为即使安全套合格,也存在安全套使用不当、破裂、滑脱或过期使用等问题,而且性交后脱下安全套的过程难以达到像外科医生无菌操作那样的标准,难免有污物碰到敏感部位造成局部沾染,导致有的人戴安全套仍然被感染艾滋病。2003 年 9 月,罗马天主教的一名红衣主教特鲁吉罗,在接受英国广播公司(BBC)的电视采访时提出,安全套上面也应当像香烟盒上一样印上安全警告语,因为安全套不能百分百防止 HIV。他说,没有谁能真正保证性的安全,也不能确定各国有关领导真的相信安全套是避免 HIV 危险和阻止艾滋病流行的一种处方。所以不应误导人们相信安全套能提供绝对的安全。特鲁吉罗认为,最有效防止艾滋病的方法就是保持贞洁。虽然对贞洁的含义不是太清楚,但至少可以认为是不应有夫妻之外的其他性行为。因此不要误认为"预防艾滋,我有一套"就刀枪不入,要让人们知道在性交时不要以为有了安全套就可以放心大胆地为所欲为。第一道防线是不要有婚外性行为,也就是不应在夫妻之外有其他性行为,如约炮、嫖娼、卖淫或者做别人的情人等。如果忍不住,就戴安全套,戴安全套是第二道防线。不要颠倒主次,一看到"预防艾滋,我有一套"就去放纵嫖娼滥交,染上艾滋病后欲哭无泪。牢记这首诗,努力保护身体健康:"不要轻信潜伏长,戴套就能挡刀枪;艾滋蔓延很猖狂,往往盯上农村郎;危害严重病程长,到了晚期更凄凉;不去嫖娼为首选,其次才是戴套防;不要颠倒去放纵,染上后悔断肝肠;律己才能有自由,健康才会寿命长;人生幸福由谁定,自由健康是锦囊"。

做爱容易防艾难,管住自己就不难。

如何管住自己?情操高尚自觉自律、危害警示权衡放弃、为子孙好晚节要保是艾滋病预防警示性教育三部曲。

警示性预防艾滋病健康教育三部曲之一:情操高尚自觉自律

一个人要有高尚情操、远大理想、崇高追求而自觉修身自觉自律,也就是修身齐家治国平天下。《礼记·大学》:"古之欲明明德于天下者,先治其国;欲治其国者,先齐其家;欲齐其家者,先修其身;欲修其身者,先正其心;欲正其心者,先诚其意;欲诚其意者,先致其知,致知在格物。物格而后知至,知至而后意诚,意诚而后心正,心正而后身修,身修而后家齐,家齐而后国治,国治而后天下平"。物格而后知至就是通过降低自己的欲望,减少自己的贪念,使自己头脑清醒,是非曲直分明。正念分明后就要努力在待人处事等各方面做到真诚二字,努力断恶修善,成为有修养、有智慧的人。《论语》讲:"心不动于微利之诱,目不眩于五色之惑。""心不动于微利之诱"本质上就是在讲"慎微",讲道德修养,要学习儒家的"正心"观念和佛教的"定心"观念,不要被蝇头小利诱惑,因此失去操守。"目不眩于五色之惑"本质上讲就是"节欲",不要被五光十色的外界所诱惑,不要被欲望牵着走,要有自我控制的能力。这类平生有高尚情操、远大理想、崇高追求而自觉自律的人,都能自行自觉不沾染夫妻之外的其他性行为,只要宣传告知艾滋病知识和预防措施,他们就会自觉遵守,从而达到预防艾滋病的效果。

警示性预防艾滋病健康教育三部曲之二:危害警示权衡放弃

对光靠修身不足以自觉自律、尚不能阻断夫妻之外的其他性行为欲望者,告知并使其认识艾滋病的痛苦折磨与导致死亡结局的可怕性,触动其内心深处。权衡利弊之后这些人就会收敛收手,挡住诱惑和泯灭贪婪的欲望,而不再沾染夫妻之外的其他性行为,从而达到预防艾滋病的作用。

警示性预防艾滋病健康教育三部曲之三:为子孙好晚节要保

对有些自暴自弃、顽固不化、极度自私的连性命都不当回事的人来说,不但要认识艾滋病的痛苦折磨与导致死亡结局的可怕性,还要从其高危行为染病死亡导致名誉扫地连累后代的结果来震慑,才能使之幡然悔悟而泯灭贪婪的欲望。因为在中华传统文化中,人生如果不能光宗耀祖,至少也不要连累后代,这是中国人做人的底线。对于那些已经找到放纵享乐依据而去嫖娼的老年人,想到其行为会影响子孙后代的成长和健康发展,还是能忍痛断掉放纵嫖娼的念头的,为子孙好晚节一定要保!这种从阐述疾病危害到文化习俗的死穴是农村健康教育成功的关键。因此,农村有农村的法子。

每个人或多或少有些私心与欲望,尤其是贪便宜的私心与欲望。但私心与欲望的不断膨胀失去自控往往也失去自由,即毫无节制的私心与欲望,与人生的自由和幸福相抵消。有句话说得好,你有多自律,就有多自由。因为健康了,才能有自由,至少是活动自如的自由。古人进化到现代人不过2万多年的时间,即便是现在,大部分人的自律还不够,人性的弱点与2万年前的古人没什么区别。虽然卖淫嫖娼为法律所不容,但往往有人挡不住金钱和肉体诱惑。只要有利可图,就有人竞相效仿,因诱惑与贪婪而肆意妄为,将来的生活未必越来越好。

人世间金钱与美色两者最迷惑人、最败坏人,在面对金钱、美女时意志强大不动心,就受益终身;如果把持不住,就万劫不复,终身痛苦。

我们要摒弃高危行为以维护健康,需要勇敢和坚强,更需要用理智、道德来规范人生。这是自觉自律人群预防艾滋病的首选。

不要专门面对HIV感染者或艾滋病患者宣讲艾滋病如何致死或不幸,因为这样做涉嫌羞辱和歧视,也不道德与不人道。但对那些执意嫖娼、死也不怕的未感染艾滋病病毒的人,不能眼睁睁地看他去送死。见死不救既不道德更不人道,或许他考虑欠周,不仅从当事人自身去寻找原因,还要从子孙后代前程利益方面去震慑教育他。例如:龙州县一位年过六旬的蔗农,他说他60多岁了,死也不怕,今年收获4吨甘蔗,拿2吨甘蔗赢利的钱去嫖娼。当地医生劝他说:"你不怕死,我信。但你的儿子嫖娼染上艾滋病已经死了,你又想去染上送死,你不要忘了还有个女儿,以后你的女儿如何面对隔壁邻居?恐怕她长大后要嫁人都没人要"。老头想想有道理,就决定不去嫖娼了。光宗耀祖和助力后人是人生的大事大义;玷污祖宗和连累子女是人生的最大败笔。老人受到触动,决心抵挡诱惑,摒弃不轨行为。

本人曾经请教中国疾病预防控制中心的曾毅院士,如何对艾滋病患者宣讲关爱和对未染艾滋病的人宣讲危害。我说:"我有避免被歧视的担忧,只对没有感染艾滋病的人进行艾滋病危害的警示性健康教育,而对已经感染艾滋病的人不讲危害只讲关爱"。曾毅院士说:"对染上艾滋病的人也要讲危害,否则他们不按医生要求吃药,死得更快!"德高望重的曾毅院士对艾滋病的指导经验,使我更加坚定信心,走在防艾与控艾道路上。

主要参考文献

1. Margolis HS, Alter MJ, Hadler SC. Hepatitis B: evolving epidemiology and implications for control. Semin Liver Dis,

1991,2:84~92

2. Seeff LB, Beebe GW, Hoofnagle JH, et al. A serologic follow-up of the 1942 epidemic of post-vaccination hepatitis in the United States army. N Eng J Med, 1987,316:965~970

3. Steiner MJ, Cates WJr. Condoms and sexually-transmitted infections. N Engl J Med, 2006,354:2642~2643

4. Tassopoulos NC, Papaevangelou GJ, Sjogren MH, et al. Natural history of acute hepatitis B surface antigen-positive hepatitis in Greek adults. Gastroenterology, 1987,92:1844~1850

5. Weller SC. A meta-analysis of condom effectiveness in reducing sexually transmitted HIV. Soc Sci Med, 1993,(36)12:1635~1644

6. 南方日报报道. 安全套防艾之争众说纷纭,正确使用牢记九招. http://news. sohu. com/2003/11/28/39/news216193982. shtml

7. 段文莉. 中国经性途径感染艾滋病毒者发病更快. 健康报,2014. 2. 13

8. 凤凰网资讯. 腹疼到跳楼自杀,我看到的是整个妇女群体的无助处境. http://news. ifeng. com/a/20170905/51883353_0. shtml

9. 蒋麟,顾爱刚. 四川 26 岁男教师公开自己感染艾滋:想改变社会观念. 成都商报,2014.5. 19

10. 百度经验:母婴教育. 精子和卵子结合生成胎儿的全过程. https://jingyan. baidu. com/article/dca1fa6f9aee2af1a540526c. html

11. 林小春. 艾滋病疫苗为何频频失败. 健康报,2017.9. 3

12. 刘晓可. 没想到一个吻竟让他染上梅毒. 健康报,2018.4. 9

13. 刘晓坤. 中国艾滋共乙肝感染分布图绘出. 健康报,2017.4. 13

14. 德国《世界报》网站.男人寻找爱,女人只找钱.参考消息,2014.7.
31

15. 潘光合,谭勇,夏福明,等.来华外籍人员艾滋病预防态度及有关
行为调查分析.旅行医学科学,2006,12(1):14~19

16. 每日经济新闻记者.去年进口安全套三成不合格.http://mini.
eastday.com/a/170221103542674.html

17. 索有为,曾祥龙.涉及28省市"互联网+"模式告破.http://news.
sina.com.cn/c/nd/2015-12-04/doc-ifxmisxu6253640.shtml

18. 王沪宁.政治的人生.上海:上海人民出版社,1995.57

19. 《印度日报》网站.性传播成为中国艾滋病主因.参考消息,2015.
12.2

20. 英国《每日邮报》网站.性生活越多未必越快乐.参考消息,2015.
5.11

21. 路透社华盛顿.研究证实两种艾滋病毒源来自大猩猩.参考消
息,2015.3.4

22. 英国《每日邮报》网站.一旦艾滋病病毒(HIV)侵入人体细胞,就会
一直留在那里.http://news.ifeng.com/a/20140724/41291772_
0.shtml

23. 佚名.寿命最短的国家,或因艾滋病灭亡.http://news.
chinabyte.com/ly/386/14310886.shtml

24. 张磊.我国经输血染艾接近零报告.健康报,2017.1.14

25. 张舒.晚年福柯:哲学就是说真话的实践.新京报,2017.6.24

26. 参考消息网站.浙江91岁老太染艾滋病.http://news.sohu.
com/20150601/n414184576.shtml

27. 卓家同.艾防健教:农村有农村的法子.健康报,2015.12.25

28. 卓家同.基层卫生人员艾滋病防控手册.北京:人民卫生出版社,

2007.1～9

29. 卓家同. 疾病防控因地制宜——流行病学方法创新实例. 北京：
    人民卫生出版社,2016.8～32

第二章

警示性健康教育
艾滋病预防课的讲解技巧

警示性健康教育既要警示又要给人出路,也就是又打又拉。

一、打

所谓打,就是讲危害讲严重性,从而提醒、警示甚至震慑。

为什么要用前人的不堪后果来警示? 托尔斯泰说过:铭记死亡将有助于灵魂的生活。在他看来,人如果忘却了死亡便等于动物,而只要时刻意识到死亡的存在,也就接近于神圣。提醒人们热爱生命。

警示性健康教育往往很难讲,也不容易召集和开展。因为涉及隐私与伦理道德,听众参加呈现较为被动的状态。

由于存在隐秘尴尬的情形,所以讲课时既要单刀直入又要旁证侧引,要有独特引人入胜的技巧,具体如下。

1. 旁证侧引来铺垫:讲艾滋病是性传播,先讲正常传宗接代的性生活繁衍后代而健康幸福的道理,再讲卖淫嫖娼、放纵滥交感染上和传播性病艾滋病的过程与痛苦的结局。

2. 转入正题危害现:艾滋病是个啥? 给农民讲这个问题,要简单形象,把危害说清楚:艾滋病是 HIV 搞垮身体抵抗力之后,其他细菌、病毒和寄生虫以及肿瘤等都来伤害身体,最终导致死亡的一种传染病。得了艾滋病,就像一匹躺在草原上毫无抵抗能力的马,豹子来撕一口,鬣狗来咬一块,秃鹫也来争一口,谁都想来分一杯羹。得了艾滋病,会长期发热、腹泻和明显消瘦,到后期多器官衰竭,直至死亡,饱受折磨,身心痛苦。

3. 人格历练控制情感,谨慎交友避免误入歧途:目前在县乡 90% 以上的艾滋病为性传播,其中 80% 以上是嫖娼传播。HIV 很厉害,不要去嫖娼。做爱容易防艾难,管住自己就不难。如何使村民能自觉地管住自己? 很多村民都是淳朴善良识大体的。对于有一定文化基础、道德水准较高的村民,告诉他们:从年少对爱情的向往到中老年对性满足的想入非非,都是成人的正常心理。是否能掌握好对待异性的尺度是考验一个人意志、品质的关键。培养广泛的爱好,抵挡纷繁的诱惑,谨慎交友,积极向上,避免误入歧途。"赵太祖千里送京娘"和"坐怀不乱"等都是情感自控的例子。千万不要放纵自己,要忠诚配偶、忠诚家庭,信守承诺。正常恋爱的年轻人最好等到正式结婚才过性生活,把持不住时也要戴安全套进行自我防护。

4. 权衡得失洁身自好,讲明得失给人权衡:对于那些没有太高追求的村民,要从利益权衡上警示他们:嫖娼尽管暂时享乐了,但一旦染上艾滋病,家庭失去顶梁柱,更甚者传给妻子,最终弄得妻离子散、家破人亡,孰轻孰重? 你多年拼搏建立的家、盖的楼房不是都白白断送么? 人走错路,往往是一念之差,不要一招不慎全盘皆输!

5. 点准死穴用埋怨:对一些认为艾滋病潜伏期20年,而我现在60多岁了,即使嫖娼染上艾滋病到80岁死也值了的"顽固"不化的人,对一些高危行为的危害不那么在乎的人,家族誉毁和影响子孙后代的成长是这类人的"死穴"。有位乡村医生教育村民预防艾滋病时,村里有个老人说:"我60多岁了,死也不怕!"好在该村医很有经验,回想了他家里的情况,郑重地对他说:"死是不怕,但就怕死了没人愿意扛你去埋。你不要以为反歧视艾滋病了就一定会有人来扛你,人家不去扛你是人家的权利!在家停尸3天,在村里丢尽脸面,不管大人小孩,路过你家门前得退避三舍。你怕不怕?"这一招点中了老人的死穴,顿时把他镇住了。因为自己面子可以丢,家族、子孙后代的面子丢不得。从此,痛下决心断离恶习,以免家族誉毁而被后代埋怨。

6. 列举后果来警示:遇到事情,不要先想能得多少便宜,而是先想可能产生的后果,这就是孔子讲的"君子常怀刑,小人常怀惠。"便宜不能占,否则会丧命。据说观音菩萨曾试唐僧师徒道心。话说唐僧师徒四人傍晚走入一庙借宿,主人是个寡妇,有三个女儿,都是青春年少,貌美如花,且家有良田千顷,家财万贯,生活无忧,愿意坐山招夫。猪八戒一听大喜,拉着唐僧问:"人家这么好的提议,师父怎么不回答?"唐僧道:"我们出家人,岂以富贵动心,美色留意,成什么道理!"孙悟空更是坚决不干,沙僧当场表态不干。只有猪八戒见色起心,早早就叫寡妇为娘,并偷偷跑入房里,围着三个美貌少女撞天婚,结果撞得头破血流。房主见他怨气不小,就想了个解决事情的办法说,三个女儿心灵手巧,个个织了件汗衫,你去穿穿,哪个的合身你就娶哪个。猪八戒高兴得连蹦带跳,结果一穿便落下个吊绑荒野,在风雨飘摇中瑟瑟发抖度过一夜的可怜结局。

以下几个典型标语就很贴切:"性爱乐滋滋,先得防艾滋""欢乐 5 分钟,染上艾滋一场空""爱子爱妻爱家庭,染上艾滋等于零"。

二、拉

所谓拉,就是以理服人的规劝。从古到今,情感是可以控制的,悬崖是可以勒马的。

1. 有的论调说,性是人的正常生理需求,如果不能满足就要用卖淫嫖娼来解决。好像是那么回事，似乎很有道理。其实不完全对。冯仑说：其实凡是上瘾的东西，都能给人带来快乐。上瘾的事，需求弹性无限大。越吃越想吃，越要越想要，越爱越想爱，越嗨越想嗨，这就叫需求弹性无限大。因此，要知道这类上瘾的东西的祸害甚至通过其悲惨结局的警示，方能自觉抵制这种上瘾的诱惑。比如人是要生存的，生存是需要钱的，钱有多少才够？如果我认为钱不够，那我就可以去抢银行了么？不能，因为犯法，可以被当场击毙，逃脱的也会被捉拿归案。那如何解决呢？还得靠劳动赚钱、靠节省以入量出。人的性需求也是一样，多少才够？所以，到想入非非之时，如果条件不允许也得及时控制自己，不能去违法犯罪。即使没有违法犯罪，放荡不羁染上不治之症也是一样受罪，因此不能以性需求为由为所欲为。

2. 如何控制自己？诱惑那么多，如何能自控？加强修养抵挡诱惑，也就是交友慎重，积极向上，一旦误入歧途也要防病保命，不要害了自己连累全家。世界很大，诱惑很多，如果不假思索、不加防范，下一个倒下的可能就是你。

从古到今不乏情感自控的例子：古人情感自控的榜样是赵匡胤。"赵太祖千里送京娘"说的是青年赵匡胤，他是个路见不平拔刀相助、好管闲事的侠客。由于在开封闯下大祸，触犯王法，被迫从都城远逃他乡。一路上赵匡胤继续惩治各地恶棍。当他来到山西太原时，遇到了叔叔赵景清。当时赵景清在本地一座叫清油观的道观中出家当道士,于是赵匡胤在那里停留下来。看见道观中一座紧闭着的殿房里有一个美丽的少女在哭泣。一打听,原来这位少女是蒲州人,被两个强盗抢到这里争她做老婆。一个女人怎能做两个男人的老婆? 于是这两个强盗又外出再抢一个女的,以便一人一个,真是盗也有道。侠义心肠的赵匡胤听了这位少女的悲惨遭遇,把那两个强盗打跑后好事做到底,毅然决定把她送回家里。途中姑娘不时观察,见这个青年不但见义勇为肝胆侠义,而且为人厚道,不禁心生爱意,几欲开口均未表达,真是爱在心里口难开。最后,赵匡胤终于平安地将姑娘送回家乡。姑娘的父母亲喜出望外,热情款待了赵匡胤,希望他长久地留在那里,并表示愿把女儿嫁给他。但赵匡胤毅然拒绝,当即表示救送姑娘不是为了占便宜,觉得被误解而离开。赵匡胤不乘人之危占人便宜而志存高远,后来当上了皇帝。

古代另一榜样就是坐怀不乱的柳下惠:柳下惠将受冻的女子裹于怀中,没有发生非礼的占便宜行为。后人用"坐怀不乱"一词形容在两性关系方面作风正派。

近代不占人便宜的榜样是辛亥革命法学家王宠惠。王宠惠是中国第一张大学文凭的获得者,1902 年赴美留学,先就读于加州大学,随后转入耶鲁大学,并在那里获得法学博士学位。此前短暂逗留日本,与其他中国学生合租并请一日本女佣。女佣年轻美貌,王宠惠当时只有

20来岁,年少英俊。女佣对他一见倾心,经常挑逗,可他不为所动。一天清晨,天还没亮,那位青春洋溢的女佣赤身裸体地进入王宠惠房中求欢,王见状大呼"不可,不可!"惊动楼下同学,日本女佣只得狂奔而走。面对这一送上门来的女孩,王宠惠都没有想去占人便宜,说明情感是可以控制的,诱惑是可以抵挡的,前提是不要有占人便宜的思想。

做爱容易防艾难,管住自己就不难。如何使村民自觉地管住自己?靠哲理!人们一般都是淳朴善良和顾大局识大体的。一句话:讲理。因此要循循诱导,告诉人们:从年少对爱情的向往到中老年对性满足的想入非非,都是成人的正常心理。是否能把握好对待异性的尺度,是最能考验一个人的意志、品质的,大多数过早发生性行为的孩子在人格上是不健全的,但他们浑然不知,因为没有人传授。不要过早恋爱,过早尝禁果伤身更伤心。刘墉写给女儿的15条恋爱须知中说:初次约会的男生,不要随便请他进入你的房间,你应该矜持。他就算失望,也该尊重你。无论多么激情澎湃,都要自我保护;无论情感多么稳定,也要拒拍私密照片。绝不用身体换取不确定的爱情,只能为确定的爱情解放身体。除非你有意,当对方在语言或动作上有性的暗示,要立刻技巧地回避,千万别等他露出丑态,你才喊"不"。因此,日常生活中,要加强子女教育,要让孩子懂得"女孩要把握分寸,男孩要克制自己"。

　　健康教育实际上是劝人修身的过程。《礼记·大学》中说:"古之欲明德于天下者,先治其国;欲治其国者,先齐其家;欲齐其家者,先修其身;欲修其身者,先正其心;欲正其心者,先诚其意;欲诚其意者,先致其知,致知在格物。"就疾病预防而言,格物、致知是通过降低自己的欲望,减少贪念,让自己头脑清醒,是非曲直分明。正念分明后就要努力在待人处事等各方面做到"真诚"二字,努力断恶修善,久而久之自己的修养就提高了,就有智慧了,达到修身的目的。修身自律使得自己的道德有度、行为健康,达到心身健康、持家立业。

　　孔子说,"君子怀刑,小人怀惠",就是遇到事时不要只想得到便宜,而是分析如果这么做会受到什么惩罚得到什么结果。不要总想通过占有多少个情人,搞了多少个女人来炫耀自己的能耐,因为性生活越多未必越快乐。相反,不自控的放纵,到头来会受到痛苦的折磨和报应。所谓螳螂捕蝉黄雀在后,疾病预防也是如此! 因此不要放纵自己,要忠诚配偶、忠诚家庭,信守承诺。经不住诱惑时要戴安全套,保护自己,保护家人。夫妻中女方染上艾滋病多为老公在外头拈花惹草、不戴安全套回家传染导致。正常恋爱的年轻人最好等到结婚才过性生活,把持不住也要戴安全套进行自我防护。目前大学生中艾滋病发生率每年都在增高,这就是过早尝禁果伤身更伤心的原因。有的人很小就恋爱,没到法定结婚年龄就放纵自己,从而生活一塌糊涂,往往寿命也很短。

如何看待同性恋:最好不趟这个水。

同性恋是个人成年后的生活方式选择,法律上没有违法,但同性恋不是大多数人的选择。如果刻意要这么做,我们只能告诉得艾滋病的概率很大。面对初中生、高中生、大学生,建议"三不主义",即不提倡、不支持、不接触。就像诈骗电话一样,不要接,一接就步步掉入深坑,后果不堪设想。

加强自省,慎重交友,历练修养,提升素质,回归专一。曾子说:吾日三省吾身。享得了孤独,耐得住寂寞。误入歧途要用安全套防病保命,不要害了自己连累全家。

人类与其他动物不同,人类有欲望、情感和理智。理智可以控制情感,情感可以湮灭欲望。通过理智思考和抉择,就可以湮灭那些畸形的欲望,控制不合实际的情感。如果放纵地像低级暴发户毫无格调的肆意滥交,则必死无疑。

肆意滥交患上梅毒等性传播疾病而死的名人很多。1867 年 8 月 31 日,波德莱尔,《恶之花》作者,浪荡一生,最终死于梅毒。尼采,那个说出上帝已死的狂人,在梅毒摧残下被送进精神病院。法国文学家福楼拜风流倜傥,死前出现严重的梅毒精神病症状。他的学生莫泊桑同样死于梅毒。梵·高每 2 周以锻炼身体为由去逛妓院,最后因梅毒发疯,一枪结束了自己的生命。年轻的法国国王路易十四和他的表弟英国国王查理二世患上梅毒而脱去秀发,他们不甘这么秃顶下去,于是在这两位国王的推动下,戴假发成为了贵族的时尚,而戴假发的传统在司法界流传至今。梵·高的同居好友高更生性浪荡,在法国曾经和梵·高分享过同一个妓女,果不然,他也染上梅毒。病痛的折磨使他几次自杀没成,最后死于梅毒。贝多芬少年成名后有花不完的钱和女粉丝们,果不其然感染了梅毒,晚期梅毒使他喉哑耳聋引发精神幻觉和分裂症。贝多芬的知音舒伯特一大爱好就是嫖娼,果不然染上梅毒,只活了 31 岁。著名的国内音乐家阿炳在年轻时嫖娼染上了梅毒,导致双目失明而不能当道观的乐师,流落街头卖艺,其中的凄苦可想而知。

主要参考文献

1. 卓家同. 基层卫生人员艾滋病防控手册. 北京:人民卫生出版社, 2007. 136~146

2. 卓家同. 艾防健教,农村有农村的法子. 健康报,2015.12.25

3. 美国趣味科学网站. 当爹过早易早逝. 参考消息,2015.8.5

4. 武文娟. 北京市接到报告学生艾滋病毒感染者累计 1244 例. 北京青年报,2018.3.21. http://society. people. com. cn/n1/2018/321/c1008-29879451. html

5. 局部气候调查组公众号 . 别样科普:梅毒的来龙去脉. http://www.sohu. com/a/22246237

3_306430

6. 刘墉. 刘墉写给女儿的 15 条恋爱须知. http://www. sohu. com/a/225973164_492776

7. 冯仑. 除了吃和睡，什么让你快乐？http：//mp. weixin. qq. com/s?

src ＝ 11&timestamp ＝ 1524451314&ver ＝ 833&signature ＝

9nNPxvh2HKDHUcb ＊ UgARFAKNGtkGbmM9I1hZ1B1ZrcJjv1

JcoHt9hXLIG8NVrY5u0OpH1GDy-rA ＊ a3VkL23EwOZDcXv5A

FnPyLXQVB6j0GBCMXLoT2PGfIq-Sztvwtck&new＝1

第三章

放纵染上艾滋病的案例

│第一节│　平凡与幸福生活

　　幸福一直是人们的追求目标。什么样的生活才是幸福的，不同的人有不同的理解。有人说，拥有财富和地位生活才会幸福；也有人说，心中充满阳光生活自然就会幸福。下面讲述了一对农村夫妻的生活故事。

　　夫，身体瘦削，不算高大，但也不失健康；妻，身材娇小，不算美丽，但也不失妩媚。两人结婚时，只是初谙世事的大孩子而已。由于家庭生活的拮据，他俩的婚礼并没有像别人家那样排场风光，但两人摒弃了一切世俗的烦琐，以心和情的交融开始了他们新的生活。

　　开始，也只是种了几亩地维持生计。因为妻的文化基础不错，经过考试，被录用为民办教师，工资虽然不高，但也有别于普通的家庭妇女。小家的生活安排开始有了改变:妻一心扑在教育事业上,家里的一切就全权交给了夫打理。多年的共同生活,造就了妻为人师表、与人友善、乐于助人的性格,也锻炼了夫操持家务的本领。

女儿的降临更为这个原本温馨的小家平添了一层春色,夫的担子更重了。后来,妻因为人品和工作能力出众,被村里推举当上了一名村妇联干部。官虽不大,但事儿可不少,更为忙碌了。夫有时有些抱怨,几次都想对妻讲,可每次看到乡亲们求助的眼光和心满意足离去的笑容,这话就怎么也说不出口,只是默默地祝福妻:多为大伙儿办点事儿也挺好,千万别累坏了身体。

妻自打参加了村里的工作,白天在家的时间太少了,即使在家待一天,这一天也不清闲。村中的姐妹婆姨们非得来家坐上一天半天,仿佛有说不完的心里话要对妻讲,妻也每每乐不可支,其实她们说的都是些鸡毛蒜皮的小事情。

寒来暑往,春夏秋冬,几年的光景一晃而过。妻瘦了,精神却越来越好了,帮助大伙儿解决问题的能力也越来越强了,找她帮助的人更是越来越多了。夫有时不解地问妻:"别人家的矛盾怎么这样多呢?"妻笑了笑说:"我们家有时不也闹矛盾吗? 只不过是不用别人来解决罢了。"确实,夫与妻有时也闹些矛盾,但与别人家不同的是,这些矛盾从来没有激化过,一阵和风细雨之后就烟消云散了。反之,这些矛盾使夫与妻之间了解得更多了,理解得更透彻了，感情也就更深了。用夫的话说，现在好像找到了初恋却胜似初恋的那种感觉了。

妻每天晚上都回来得很晚，可不论多晚，夫总是做好饭菜和孩子一起等妻回来才开饭。尽管夫的厨艺欠佳，但妻从不挑剔，再难下咽的饭菜也吃得很香。有时女儿还开个玩笑："我老爸的手艺有进步了，这饭真香!"夫听了憨憨地一笑说："继续努力，继续努力。"

只有晚上的时间是夫与妻的，做完了一天的工作和活计，孩子也睡了，夫妻俩总要说一会儿话：今天有什么新闻啦，遇到什么事啦，以后的生活啦……天天如此，最常说的还是要互相注意自己的身体。每每此时，夫都会拍拍他那并不算强壮的胸脯说："没关系，你看，棒着呢!"一夜醒来，第二天照样还是忙碌，还是操劳。

如今，夫与妻都已过了而立之年，他们相依相伴，已经走过了人生道路的 1/3，昨天的经历，已经成为了今天的故事。今后，在没有走过的 2/3 的时间里，夫与妻的感情大厦会越来越坚固、越来越高耸，他们一定会幸福地走下去。相信，将来夕阳中那相依相偎、慢慢前行的背影，该是今天的夫与妻吧!

在有的人眼里，幸福就是要拥有大房子、小轿车，他们把物质的追求当作自己的人生目标。其实物质方面的追求是永无止境的，何时能到头呢? 有的人经过一生的努力拼搏得到了这些东西，等到可以享受的时候，却发现年华已逝，健康已不复存在，只能面对着那些已无福消受的花费了毕生心血换来的物质余恨终生,惋惜长叹了!

　　还有的人认为幸福就是要及时行乐,一旦有了部分余钱就不再珍惜自己的家庭,成天在外面花天酒地、纵情声色,把当初夫妻两人共同创业的艰辛抛到了九霄云外,把残存的一丝夫妻情分全然抛于脑后。最后的结局是家人都不再接纳他们,一个好端端的家被他们弄得支离破碎,甚至自己也付出了健康的代价。这难道是他们最初辛苦过后想要的幸福吗?

　　曾经听到这样一个故事:一对夫妻白手起家,经过10年的努力,创建了自己的上市公司,拥有了千万资产。但是他们之间的感情早已磨灭殆尽,荡然无存。他们不能选择离婚,因为一旦离婚,公司股票就会狂跌,公司将会元气大伤,他们不甘心曾经的辛苦就这样毁在一张证书上。于是他们只能百般无奈地在人前演戏,装扮成十分恩爱的样子,而背后一直冷漠相向、形同陌路。他们最大的遗憾是没有自己的孩子,以前是妻子不愿意生孩子,现在是想生却没了生育能力。那个男人曾出100万让一个女孩为他怀了孕,而他妻子知道了,她马上找到那女孩,答应出双倍的钱要女孩把孩子打掉,男人的希望就此破灭。难道他们甘心情愿拿自己的血汗钱这样打水漂吗?他们在金钱上是很富有,但是他们不能选择自己想要的舒心的生活,他们幸福吗?

　　还曾经有这样一位老人,儿子大学毕业在省城工作,事业有成,买地建了三层楼房。儿子已在单位有房,让父亲来住也顺便看守这栋大房子。让辛劳了大半辈子的父亲来省城享享清福，也算尽儿子的孝心。然而，城里不同乡下，过往人很多。有一天一位穿着时髦的姑娘见大爷一个人坐在门槛上，便热情地打招呼。见到眼前姑娘的殷勤，大爷也没往坏处想。可姑娘更来劲啦，嘘寒问暖越靠越近。老人瞧着姑娘那鼓鼓的胸脯呆了，姑娘顺势拉着大爷就上了二楼。事完后大爷觉得姑娘也不容易，又青春，就给了她百来块钱，那多年没有的舒服和快意久久不能平静。但一年多之后，老人反复拉肚子，不断低热，怎么看都看不好。到大医院一查，结果是艾滋病。老人原本平静有序的小康生活逐渐消失，陷入了无尽的痛苦和折磨之中。

为了金钱形同陌路，不经意的糊涂使健康难以维护，背离了幸福之路。可见，幸福需要争取，更需要悉心维护。道德有底线，突破会遭殃，日子不厌淡，哲理多提倡，抉择要理智，行为要正当，只要心健康，幸福满箩筐！

平凡的生活之中处处都充满着幸福。只要自己心情是舒畅的，心境是快乐的，心态是健康的，就会感到幸福！珍惜自己拥有的一切，幸福每一天，就是幸福的一生。对于工薪阶层的普通人来说，最大的幸福就是拥有一个温馨和睦的家庭，拥有一份能自食其力的工作，拥有一个健康的体魄。

|第二节|　幸福靠自己创造

　　世界由男人和女人组成。为爱情也好，为婚姻也好，融爱情、婚姻一体更好。总之，男人与女人组成了一个家庭，谁都希望家庭幸福，生活美满。

　　作为男人：你可以没有奔驰，但你有脚，你可以带着老婆孩子郊游一次，或者哪怕是在公园散步，摘朵野花插在头上，你的妻儿同样会笑得开心。

　　你可以没有很多钱带妻儿去五星级酒店吃龙虾鲍鱼，但你有手，可以为他们早起煎几个荷包蛋当早餐，他们或许吃得也很香。

　　你可以没有钻戒、金项链来表达爱情，在平常的日子里即使买不起一朵便宜的玫瑰，你仍可以采集一枝野花送给爱人，说声"我爱你"来温暖女人的感性、浪漫的情怀。

　　你可以没本事让孩子到贵族小学、中学就读，但你可以利用你的空闲，带孩子到书店去阅读，孩子同样也可以汲取知识。

　　你可以没有豪华五星级的家，但你可以拖地、擦窗、抹桌，把家收拾干净整洁；你可以没钱给妻子买高档的时装，但当妻子没空你替她洗衣服时，她也会觉得快乐。

　　人的能力虽然有大小之分，但在已有的经济条件下用心去制造一点快乐氛围,对每个男人来说并不难办。

作为女人:你可以没有倾国倾城之貌,但你应该有温柔的表情,发自内心的甜甜的笑容,让家里总是阳光灿烂。

你可以没有梦露那样的魔鬼身材,但你可以把自己整理得干净、斯文,让他有拥抱你的欲望。

你可以没有丰厚的嫁妆就嫁给他,但你可以有包容他的父母和亲人的心;你可以没有多少存款,但他家人来了你必须有能力组织几顿饭局的气派。你可以选择离开他,但你不能抱怨他没出息。倘若你离不开他,就要给他加油打气,而不是打击。

或许你无法给孩子漂亮的外表,但你可以给孩子一颗善良的心。

或许你在事业上帮不了他多少,但你可以在他朋友面前给他留足面子。其实,女人营造一个快乐的家庭氛围,是靠美丽的心灵,这些并不那么难以做到,学会感恩,不去攀比增加男人的压力就可以了。

金钱和美貌不一定能给人带来幸福和快乐,拥有健康的身体才能享受你拥有的一切。

第三节　幸福的追求与守候

幸福是什么?豪车?豪宅?权居高位?更多的异

性伴侣？有10个异性伴侣幸福过5个的？有5个异性伴侣幸福过3个的？有3个异性伴侣幸福过1个的？当生活逾越温饱的时候，很多人还是停留在解决温饱的低级生存模式中，他们吃更多的肉（肥肉也不舍得丢）或喝更多的酒，或和更多的人发生性行为。结果出现高血压病、脑出血、糖尿病、脂肪肝、性病和艾滋病流行和蔓延。

所谓低级生存方式，就是没有在精神支撑和精神修养上与物质生活的改变同步。也就是静坐不常思己过，不反思，对社会现象不质疑、不分析、不甄别，不弄懂什么是世界的主流，不系统回顾和领悟家庭和学校教育中的生活准则、道德规范和处事原则等。

其实，幸福就是合理改变生存方式，维持并认可自身价值，感受快乐的生存意义，这种合理改变和维持以及内心感受有益于身心健康，否则就是灾难和人祸。

灾难和人祸是自然灾害之外的由于贪图一时的欢乐而带来高于欢乐数倍甚至是无尽痛苦的后果。

我们为什么患上或过早地患上本来可以预防的或可以推迟发生的疾病？原因是心理不够健康，不愿接受前人或他人的教训，精神不够清醒，意志不够坚强，行为不够明智，质疑不够坚持，没有去推敲与甄别，不愿回顾和领悟父母或前辈的警世通言，结果一失足成千古恨！

事实证明，努力追求物质的同时，还要提高精神修养，才能得到幸福。人生旅途上不但需要志存高远奋斗拼搏、勤俭持家精打细算,更需要有清醒的头脑、明辨的哲理、规范的道德、正确的抉择、明智的行为、审慎的行事,这就是幸福的追求与守候。

|第四节| 被艾滋病毁掉的人生

40岁,如果是一个老板,正是驰骋商场、日进斗金的时候;

40岁,如果是一个公务员,正是年富力强、事业如日中天的时候;

40岁,作为一个男子,应该是妻子贤惠、孩子天真活泼,家庭事业两全其美的时候。

然而,40岁的阿吉躺在医院的病床上,苍白的脸色,憔悴的神情,正在经受艾滋病的折磨、反复发热……

2010年11月10日,记者在南宁市第四人民医院感染科一病区采访了阿吉。"都怪我乱搞那么多的小姐,自己太放纵了,现在真是后悔莫及啊。"饱受疾病的痛苦和对前途命运的失望,阿吉不断叹息,对自己过去所做的一切扼腕长叹,捶胸顿足。

一、他 6 年玩了 10 多名小姐

1970 年 10 月出生的阿吉,原是广西某县一农场的工人,身高 1.70 米的他,由于病患多年,如今体重已不足 50 千克了。

阿吉原来是农场的工人,后来农场改制,他就租农场的地种甘蔗、木薯。多年来自己经营了 9 亩地,其中 5 亩种板栗、4 亩种甘蔗,除去种植成本、劳务和日常开销,每年都有近万元的纯收成,这在农村也算是"丰衣足食",足够过日子了。

可是,一次酒后乱性,一次次"寻欢作乐",改变了阿吉的生活和未来。

阿吉清楚地记得,2005 年是一个板栗丰收年。那年中秋节的前一天,外地老板到他的家里收购板栗,他卖了 4 000 多元。一下子有那么多钱,阿吉"发财"了。他很兴奋,晚上叫 3 个友仔到家里喝酒、猜码、玩"十点半"。酒过三巡,3 人都有了醉意。其中有一个友仔说:"你们知道吗,镇上有好多小妹啊,都是 10 多岁、20 多岁的,本地和外地人都有,个个性感十足,水灵灵的,我们去找几个小妹玩玩吧。"

阿吉原来也听说镇上有小姐,但是他觉得做这种事太丢人,不好意思去那些地方,又怕花钱,就从来没敢去玩过。

　　如今听朋友这么一说，又借着酒兴，阿吉心痒痒的，也壮起了胆，他们一拍即合。于是放下酒杯，4人分骑两辆摩托车来到镇上。一个朋友轻车熟路地来到一个私人旅店，直上二楼。只见几个年轻性感的小姐在打扑克，看到他们到来，立即停下手中的牌，站起来招呼他们。当时正是夏天，几个小姐穿着薄如蝉翼，前领开得很低，前胸几乎裸露在外面了，阿吉看得色眯眯的。其中一个小姐看他拘束的样子，走过来拉着他的手说："大哥，玩一下吧。"前胸顺势贴到阿吉的胸前，阿吉一时性起，随着这个小姐走进了一个房间，小姐三下五除二就剥下他的衣服和裤子，阿吉借着酒气，也剥下了小姐的衣服、胸罩和短裙，俩人滚到了床上……

　　有了第一次，就有第二次。在农村，每当入夜，家家关门闭户，劳作了一天的人们早早入睡了，可是阿吉辗转睡不着，一个人独自喝酒没意思，又没有想看的电视，阿吉干脆自己一个人，经常到镇上找小姐玩。

　　"你找的小姐是不是固定的一个？"记者问阿吉。

　　"以前是固定的，我开始去的几次都是找第一回玩过的那个，后来我又去了另外一家私人旅店，找了一些更年轻的小姐。"

　　"你到现在共玩了多少个小姐？"

　　"记不太清楚了，可能有10多个吧。"

　　阿吉记得，有一次，他刚玩了一个小姐走出房间，坐在客厅里看电视的另一个小姐说："阿哥玩得蛮久啊，看你累成这样,你还能玩吗?"还用手挑逗他身体的敏感部位,阿吉不知道这是那个小姐的激将法,他很不服气,又搂着那个小姐走进另一个房间。当晚,阿吉连续玩了两个小姐。

后来听人说,玩小姐会传染性病甚至艾滋病的,要戴安全套才行。可是阿吉没有理会。

"那么,你玩小姐都不戴安全套吗?"记者问阿吉。

"没有戴。"

"那些小姐也不要求你戴安全套吗?"

"她们没有要求我戴安全套,我还以为她们是没有病的。"

阿吉说,有一次,他问小姐说有没有安全套,那个小姐从床头拿了个安全套出来。阿吉戴上后,感觉勒得很紧,仿佛被束缚,一点都不自然,极不舒服,于是便把安全套扯了下来,不顾一切同那个小姐又玩了起来。

阿吉说,玩小姐一次 20 多元、30 元,也不贵。于是几年下来,他的收入大部分都用在找小姐了,他为此付出了所谓"快乐"的代价。他还说,镇周围的好多老年人也去找小姐玩呢,那些老年人说有钱现在不享受,留钱做什么?

"你最近一次找小姐是什么时候?"记者问阿吉。

"我 2 年前发病以后,去的次数就少了。最近一次去是 2 个月前,那时我的同居女友离开后不久,我觉得无聊又去找过小姐了。"

2 年前,阿吉发现身体多个部位起了红色的皮疹,并感觉皮肤瘙痒、疼痛,去医院检查医生说是带状疱疹,于是反复到医院治疗。经过用药虽有好转,但是反复发作,还得经常光顾医院治疗。

近两个月来,阿吉反复鼻出血、发热。2010 年 11 月初,他又鼻出血、发热,先到镇卫生院打针几天,控制了鼻出血,但是发热 39℃且一直不退,还有便血、咳嗽、咳痰等症状,即到县人民医院住院。经医生检查,最后诊断为艾滋病、血小板减少症等,2010 年 11 月 22 日转到南宁市第四人民医院接受治疗。

阿吉本来是个老实本分的农民,靠踏实劳动应该过上衣食无忧的生活。可是他在闪念之下,走错了一步。假如他能洁身自好、有一点科普常识、不玩卖淫女,完全可以健康地工作和生活,避免付出如此沉痛的代价!

二、他可能把病毒传给了同居的女人

阿吉也曾经渴望有属于自己的爱情,有属于自己的一个家。可是由于他家里经济条件差,兄弟多,令不少女子望而生畏。

阿吉 28 岁时,曾经有人做媒,先后到巴马、田东、平果、都安找对象。但是没有找到合适的人,人家也没有看上他。在相亲时还被媒人骗过钱,有一次媒人带他去巴马相亲,可是连女方的面都没见到,媒人就骗他几百元,说自己的小孩子生病要治疗。

阿吉真正谈过的一个女朋友是本县邻近镇上的,俩人交往不久,那个女子第一次到阿吉家,看到他简陋的房子,以及艰苦的生活条件,感觉不满意,回去后就没有再联系了。

2008年,经人介绍,阿吉又交往了某镇一位35岁的女子。他得知,该女子曾在广东打工多年,曾与一名男子同居,但没有登记结婚,生了一个男孩后双方分手,孩子被该女子送回老家,断奶后由其母亲帮带,自己到南宁做保姆谋生,如今男孩9岁了。阿吉与该女子认识后,觉得她还有几分姿色,风韵尚存,有意娶其做老婆。女子也曾到他家同居半个月时间,但觉得阿吉家里条件差,自己吃不了苦,就离开阿吉,不久嫁了个当地男人。

2010年7月,经人介绍,阿吉认识了平果县一名30岁的女子,该女子是个农民,在家也是种甘蔗的。俩人认识后打电话、发信息,似乎有些共同的语言。一个月后,阿吉去女方家提亲,女方父母同意他们交往。于是女子到阿吉家,俩人同居了10天,过着"夫妻"生活,白天一起干活,晚上同床共枕,10天后女子回娘家做工,这样两边各住10天左右。在一起生活中,阿吉了解到"老婆"曾嫁过人,但是没有孩子,女子说自己有病,就是头脑有问题,要服药两年才有效。在阿吉家时,阿吉发现"老婆"带着药,早晚都要吃一次,但阿吉不知道是什么药。阿吉觉得自己已是40岁的人了,也应该结婚生子了,他问"老婆"

能不能给他生孩子，女子说自己有病，不能生孩子了。阿吉开始心灰意冷，并故意冷落"老婆"。女子感觉到阿吉的心思，就知趣地回娘家，现在已有两个月没有联系。

阿吉说，这个女子曾去外面打工多年，至少已经与 8 个男人同居过了。

三、幸福在哪里？今后路在何方？

阿吉父亲于 1976 年过世，母亲现患有风湿病，双腿关节疼痛已三四年，走路不方便。家中有四兄弟一姐姐，他在家排行老二。由于家里兄弟多，靠母亲一人拉扯大，阿吉只读完小学就回家做工了，如今老大的孩子也有 10 多岁，家里只有他和老四没有结婚，他一个人住在一间低矮、窄狭的砖房里。

据阿吉的主管医生说，阿吉在县医院检查时，初筛为 HIV 阳性，后经确证为艾滋病、肺部感染，另外还患有"青霉病"，血中培养出了马尼菲青霉，这是一种东南亚高发的真菌感染，也多见于免疫缺陷性疾病。目前，阿吉住院期间需先行抗感染治疗，待体温恢复正常后，才可以进行下一步的抗病毒治疗。

尽管如此，阿吉还是对治疗充满信心。如今他每天配合打针、吃药，希望能治好自己的病，今后找朋友、成家、生孩子，过上幸福美好的生活。

也许,他并不知道,艾滋病的危害将会改变他的一生。

（注:文中阿吉为化名）

┃第五节┃　肉贩子的一夜情

与小李见面的时候,根本看不出他是一个艾滋病患者。握手时感觉力度很大,我夸他真有劲。

"一个卖猪肉的,没有劲行吗?"他人很开朗,颇有幽默感。

我说明了自己的身份与来意。

他说:"本来我是可以拒绝你的采访,因为涉及隐私问题。"他之所以接受采访,是因为对政府有一颗感恩的心,对医生也有一颗感恩的心。因为得到国家免费抗病毒药物治疗几年了,他感觉一直很好,照常生活,照常做生意,一切都很正常。他说,是共产党、人民政府给了他第二次生命,给了他重新生活的勇气。他是非常感激的。

"现在我们广西打一场抗击艾滋病的人民战争,虽然我已经得病了,做不了什么,但我可以把我的经历讲出来,告诉其他兄弟姊妹,不要再犯我这样无知的错误。死于无知太可怕,太悲哀了!"他的话是真诚的。

讲起这段经历,他的心情比较沉重,长时间地停顿了几次,最后还是完整地讲了出来——

他的家乡在一个偏远的山区小村庄,文化落后,经济条件也差。他高中毕业,已经是村里文化水平较高的青年了。考不上大学,在家劳动了2年,感觉到前程很渺茫,看到同龄的玩伴都带着小孩打酱油了,心里更是烦恼。但是,不甘心靠父母找个老婆守着一亩三分田过着一辈子的农民生活,老死在山里。于是,趁着婚事还没有定下的时候,他逃离了家乡来到城里。

在城里混口饭吃也不容易,举目无亲,想找个体面一点的工作,即使当个保安也难,只好到建筑工地做小工。辛苦几年,也混不出个人样来,就跟着朋友卖猪肉,最后租了个摊位自己当老板。手头渐渐宽裕了,也享受着城市的休闲生活,得空也到公园呀广场呀走一走看一看,偶尔也和三朋四友去歌厅过一把瘾。至于按摩、桑拿、洗脚屋那种地方就不敢去了,怕挨宰,消费不起。"青春躁动,想女人也是正常,但我就不敢去有'鸡'的地方,听说那里一敲诈起来,一二千元就不见了!"他挺认真地说。

"有一天下午,我坐在朝阳广场的花圃旁边,斜对面也坐着一个女孩,20多岁年纪,正对着我吃雪糕。"他说,那是个大热天,女孩故意把手撑在膝盖上,明显地露出了半个酥胸。猛然看到一对雪白的乳房,"我竟情不自禁了,生理上的第一反应使我感觉很难受,眼睛直愣愣地望着她。"

"怎么了啦,你呀没见过女人?"女孩说。

他的脸"唰"地红了,转过神来,不敢回答。

女孩又问:"你做什么工作的?"

"卖,卖肉的。"他显得有点紧张。

"你怎么骂人呢? 你妈才是卖肉的!"女孩气愤地说。

"我真是卖猪肉的,我的摊位在……"他突然不说了,怕这个女孩去找麻烦。

"摊位在哪里? 说不出来我不会原谅你的,怎么这样骂人!"女孩穷追不舍。

"在江南淡村市场!"他急中生智,乱说一个以混过关。

"哈哈哈……"女孩笑了,"出门在外,何必这样认真呢? 鬼才相信你呀,我说我刚下火车,你信吗?"

他也笑了。就这样你一言我一语地闲聊,他很开心,不觉已是华灯初上。女孩说请他吃饭,他说:"怎能让女人请男人呢,长江水倒流了吧? 还是我请吧,要不然算什么男人!"于是双双走进了餐馆,小炒几个菜,小酌几杯。

"最后,我们都有点醉了,相互搀扶着走出了餐馆……"他说他们又来到了朝阳广场,相拥着坐在榕树脚下。女孩把他越抱越紧,一只手滑下了他的下身……她提出去开房。于是他们来到了附近的一家旅社。

"当时旅馆也没有要求看什么身份证,我们就开个钟点房住下来了……"此后的情节和细节"儿童不宜",他理所当然地省略了,只是说了一句女孩的话。完事以后,女孩笑着对他说:"我已经感染了艾滋病,你也玩完了!"他当时并没有把这句话放在心上,以为女孩是开玩笑的。

"现在想起来真后悔,真想找到她揍一顿!"他说,因为这是他有生以来唯一干的一次"一夜情"!

"一夜情"过后,他没有把这件事情放在心上,也不再去找什么小姐。不久他也找到了女朋友,而且相处得很好,感情很深。

我问小李,是什么时候发现自己感染艾滋病的?

"其实这个问题说来也很特别。我自从有了那次一夜情后,并没有感到什么不舒服,连感冒也没有。现在说的什么窗口期,我根本没有感觉到。"他说,如果不去医院做骨伤手术,根本不知道他已经感染了 HIV。

2006 年 8 月,因为骑摩托摔断了小腿,他到医院住院手术。术前医院做了血液检查,发现他感染了 HIV,随后又经过了自治区疾病预防控制中心的重检确认,并安排纳入了国家免费治疗。

"听到这个化验结果,犹如晴天霹雳,我的精神几乎崩溃了!"他说,那段时间他很痛苦,生意也无心做了,不敢告诉任何人,包括自己的父母兄弟。回到老家过年,自己首先考虑的是不能让家人也感染这个病。所以吃饭的碗筷他都悄悄地区分开来,不让他们混用。尽管他也知道共同生活不会感染艾滋病,但心里总是放不开,"总怕对不起父母兄弟。"他说,他的家在村头,院墙有一面正对着公路,县防艾办要求村村都有防艾标语,这堵墙正合适。可是,当村干部来书写标语的时候,被他父亲吼住了,他死活不让写在他们家的墙壁上。"弄得不好,人家还以为我家有艾滋病呢!"他的父亲狠狠地说。

"现在我最担心的是我的女朋友。我一直没敢告诉她。"他说,他很爱他的女朋友,自从发现自己感染 HIV以后,他就试图用安全套了,但被女友拒绝,说他"神经病","你怕我有病吗?"她显得非常反感!

他不敢告诉女友真相,更不敢动员女友去做艾滋病自愿检测。他的心情很矛盾,沉浸在深深的痛苦之中……

一时之欢娱,竟酿成了一世之悲痛,这代价,太惨重!

"一夜情"啊,你竟这样地无情!

|第六节|　如果时光可以倒流
——一个艾滋病患者的自述

如果时光可以倒流,我就不会有那么多的遗憾,我不会做错事,不会后悔,知道什么是该做的,什么是不该做的,不会有伤害和被伤害的痛苦,不会有压在心底、遗憾终生的往事,也许每天都是快乐的、幸福的……

我是一个男人、丈夫、父亲,在貌似冷静的外表下隐藏着一颗总想与他人保持距离的心,这一切都因为我是一名艾滋病患者。

一、那个放纵的夜晚

关于艾滋病,我不得不从那个噩梦般的夜晚说起。

那是 2008 年一个再普通不过的夜晚,没有风和雨。忙完了一项大型木工活儿,工友们招呼我与他们一起出去吃饭,烈酒的味道在我们离乡打工的健壮的身体里狂野地翻滚。

阿强邪邪地对我笑道:"我带你去一个地方。"我问道:"什么地方呀?"他说:"你先说你敢不敢吧?"我说:"谁怕谁,我有什么不敢的!"我已经意识到他说的地方意味着什么。其实,在我清醒的时候,每每路过那些美容院、洗头房、桑拿浴室、酒吧,我都是那么不屑一顾,我鄙视那些隔着玻璃窗诱惑的眼神和肢体。20 年外出打工的时光里,我一直记挂着横县老屋里操持家务的老婆、渐渐长大的一双儿女,我自觉地远离那些场所。但酒后失态的我,那一天,迷失了⋯⋯

进门的时候,记得是很暗的灯光,带着某种不幸的暗示,我至今回想到那一刻,还有一种令自己窒息的恐惧和悔恨。我依稀记得,她看起来是很健康的。

几个月后,一个同乡告诉我有一个去哈萨克斯坦打洋工的机会,一年可以赚个几万元。我动心了,孩子们都长大了,家里的老屋也该翻新了。几天后,我们 5 个人一起去体检,可取体检报告时,医生独独把我留下了。医生告诉我："你被查出艾滋病!"我整个人都懵了,头像爆掉一样。艾滋病,只是在电视里听说过。

我不知道自己是怎么随着海关的医生来到自治区疾病预防控制中心的。反正当时只有满心的疑惑,只想赶紧弄个明白。填表、抽血,我机械地完成着医生交代的检查步骤,完全没有思维。医生说要等 10 天再来取结果。

接下来的 10 天,我根本无法入眠,悔恨、恐惧、绝望令我一次次从床上坐起来,我拼命揪自己的头发,将欲裂的头撞在墙上……我几乎天天失眠,诡异的噩梦让我害怕……我开始相信自己感染了 HIV。这种感觉越来越强烈,我预感我完了,一定是了。

取结果的日子到了,我忐忑不安地来到自治区疾病预防控制中心。当疑惑变成现实,我的反应还是晴空霹雳,难以相信,难以接受。我不再是正常人了,我不能过正常的生活,我不能与伙伴们一起接活儿干了,再不能像从前那样觥筹交错、把酒言欢了。

二、鬼门关里的生活

正当我感到孤独难耐、寂寞无言时,红丝带组织的小陆向我走来。HIV 是如何传播的、传播途径只有 3 种、要按时服药、病情是可以控制的……一番热情的安抚和介绍后,我的心终于有释放的感觉,得到暂时的安定。

自治区疾病预防控制中心艾滋病门诊的医生安慰我说:"不要太紧张,你现在 CD4 细胞是有些低,但还不需要服药,再观察观察。"我走的时候,医生友善地和我握手,我迟疑地拒绝了。他一把握住我的手说:"振作一点!"说不出滋味的泪水夺眶而出。

我开始审视当下的生活、今后的出路。我的老婆,那个温顺、贤惠的女人,20 年的风风雨雨,从没跟我红过脸的老实农妇,她此时被感染了吗? 还有那个交往 2 年的女友,让我在孤寂的城市稍感温暖,跟我心有灵犀,我却不能给予名分的女人,她还是健康的吧? 还有村里的家族兄弟、亲朋至友,我的那双刚刚长大的儿女,他们要是知道了,会怎么看我? 我又该如何面对他们?

这个慌张、彷徨、淡定的思想转变过程我走了 3 个月。3 个月后,当我再次踏进自治区疾病预防控制中心艾滋病门诊时,我释怀了。我把女友的电话给了工作人员小陆,请他帮我打个电话,婉转地转告我的现状,也请她去做个检查。我知道,这话本应由我来说,但我确实无法开口。

我的 CD4 细胞降到 245,我第一次领回 9 天的免费抗病毒药物。我决定回趟横县,把这一切都告诉老婆。"我得了一种病,一种少见的病……"老婆的反应不强烈,是预料之中的事。在随后的日子里,她也没多问我,我总觉得自己的日子去日无多,急切地把家里的老屋翻新成了 3 层楼房。我拼命地干活,像是为了赎罪,高度的紧张让压抑的心情得到暂时的宁静。我不怕死亡，但我眷念从前的幸福，我听医生的话，按时服药，定时复诊。

半年后，我利用一次复诊的机会，带老婆来到自治区疾病预防控制中心，让她也做一次检测。她问起为什么要抽血检查，我告诉她我感染了艾滋病，她却依然平静地说："这几个月你总戴套，我心里隐约感觉到了。"当拿到结果的那一刻，我真是太高兴了，她是阴性，横亘在心头多时的大石头落地了。

从此，老婆成了我病情的唯一知情人，也成了我心灵的慰藉。

三、珍惜美好生活

得了艾滋病意味着什么？我是真正体会到这种疾病的可怕。不可治愈、100％的死亡率让人绝望。

我努力折回到原来的生活轨迹上。我重新回到城里，继续我的木工生涯。我按时服药，每天出门前我都会把当天的药装在小药匣里，早8时，晚8时，或在公车上，或在工地上，或在出租屋里，前后不差10分钟。两年来，我只漏服过一次，医生表扬我，说我依从性好。我定时复诊，从未错过复诊时间，有一次还提前了一天，再一次得到医生的表扬。

我总是伺机找寻一切有关艾滋病防治的知识。我利用复诊、看电视等机会，寻问医生，关注艾滋病知识。我知道许多艾滋病术语：免疫细胞、耐药性、自愿咨询检测……我深谙国家对艾滋病患者"四免一关怀"的政策，但免费抗病毒药物种类有限，我控制着自己的行为，也掌控着自己的健康。

我在门诊墙上看到，广西现在每天平均有 30 人感染艾滋病。我知道，艾滋病已从高危人群向普通人群扩散。艾滋病没有根治的药物，艾滋病患者内心的痛苦和孤寂。每每看到想到这些，我就会想到我的那双儿女。正值豆蔻年华的他们，都有了心仪的朋友，也许不久的将来他们会走进婚姻殿堂。我真想提醒他们，一定要去做个艾滋病检测，对自己、对他人都是一种善待。

经过一年多的服药，我的身体有了明显的变化，面色开始红润了，体重增加了，抵抗力也增强了，我内心无比的兴奋和激动。是党和政府把我从死亡线上拉回来的，是国家的政策给了我新的生命，内心的感激无法用语言表达。我只能用我的行动来报答所有给予我关心的人们，正确面对现实，积极配合治疗，用自己的亲身经历告诫那些徘徊在十字路口、被不良行为诱惑的同伴们：珍爱生命，珍惜美好生活！

第七节　偷吃"禁果"痛失夫

桂西北一名叫如娟（化名）的女孩，她 1973 年出生，初中毕业后就在家务农了。1992年时的她已经是位体态婀娜的大美人了,山里人那高挑苗条的身材,水灵灵的大眼睛,白里透红的脸蛋像山花一样烂漫。加上她通情达理,勤劳善良,母亲把她当作掌上明珠。她虽住在深山瑶寨里,但村里乡外不少"红娘"不辞辛劳,翻山越岭到她家提亲。后来如娟相中了同乡的一个"帅哥",便和他结成了伴侣。丈夫的父亲早已病逝,家里仅有一个年过五旬的婆婆。他们结婚后,夫妻双方恩恩爱爱。他们白天除了一起在地里劳作种粮外,还种桑养蚕,收入可观,日子过得像芝麻开花节节高,爱情生活如同蜜一样甜。

"天有不测风云,人有难测患难"。不料,他们家好景不长。结婚第二年,在如娟生下一个女孩的同时,婆婆患上了尿毒症,送去医院救治不愈身亡,除了把家里所有积蓄花光,还欠了一笔债。如娟夫妇除了要还清上万元的债务外,还要应付农村接连不断红白喜事的"人情债"。"屋漏偏逢连夜雨",他家连年养猪猪死、养羊羊病,因此家庭生活条件每况愈下。过了5年,女儿逐渐长大了,看着清贫的家庭,如娟和丈夫商量说,她不会犁地种粮,让丈夫在家种地料理家务和看管孩子,她要出去打工挣钱还清高筑的债务。丈夫哪里舍得亲爱的妻子不在身边啊,可是"人情高过债,鼎锅也要卖"。如果两个人在家死守这两亩地,又如何还清债务和支付家庭的开支?无奈,丈夫只好同意妻子外出打工。于是,如娟便和同乡几个姐妹一起到广东打工。

如娟来到一家私营工厂打工,从早到晚拼命干活,每月才挣得700～800元的工钱。"虽然累死累活才得几百块钱,但比起山区农村干活收入强多了。"如娟这样安慰自己,平平安安地过了两年的"打工族"日子。

如娟永远不会忘记的是2004年的一天晚上,一个"同乡妹"来找她聊天。"你打工一个月多少钱?""七八百。""现在物价猛涨,这点钱够你和家人花吗?""丈夫在家种地管小孩,每个月这些钱足够应付人情债和支付家庭生活费了。""那以后小孩读书怎么办? 你老了,你们夫妻如有病又怎么办? 这些后顾之忧你想过没有?""那你说说今后我该怎么办?"

"同乡妹"这时诡秘一笑,道出了"真情"。她说:"常言道'女人不坏不发财',如果你每天出去'做爱'一次就得二三百块钱,两次就得五六百块,三次就……比你累死累活打工一天才挣得二十多块钱合算多了!"一听此话,如娟心里一惊,头摇得像拨浪鼓——"我和丈夫恩爱多年,我不能做对不起丈夫的事。""同乡妹"再次劝说:"你丈夫远在千里,你做这种事,他哪晓得? 再说,人生几何? 你宁愿每天独守空床,寂寞熬夜,枉度人生吗?"

是啊,人非草木。离开丈夫一年300多个日日夜夜,每天独守空床,难熬通宵,自己何不出去尝试一下"一夜情"的快乐?

就这样,如娟在"同乡妹"的诱导下,来到一家别墅和广东一位"老板"享受"一夜情"的滋味,当晚老板给她400元的服务费……

如娟对当地疾病预防控制人员回忆说:"当晚我回到了自己的宿舍,躺在床上,想睡但怎么也睡不着。我和丈夫从相识到恋爱,从结婚到生下自己可爱的女儿,和丈夫牵手在山寨相敬如宾等情景像云朵一样不时浮过我的眼前。天啊,我不是在作孽吧!回去怎么面对亲爱的丈夫?又怎么面对自己可爱的女儿?往后,就是给我金山银山我也不干那种事了!"

如娟接着说:"2005年春节,我带着无比沉重的心情回家和丈夫及女儿团聚。一进家门,我深切地感到,久别重逢的丈夫是那么疼我、爱我。而丈夫越疼爱我,我越觉得对不起丈夫。我不是人,我愧对他啊!"就这样,春节期间如娟和其丈夫同居了10天后,又到广东打工去了。

2006年春节,如娟和往年一样又回来探亲。刚回到南宁,正好碰上防艾宣传员在车站进行宣传。她好奇地听着宣传员的宣讲,并得到了一本防治艾滋病的小册子。她翻开看了看,内有"如到外面过了不洁性生活,属于高危人群,很有可能染上艾滋病,应到疾病预防控制中心接受HIV检测,做到早发现、早治疗,否则,不知不觉地染上艾滋病,不但害自己还害家人、害社会"的宣传,她不禁一惊:自己在外面"乱爱"过,应及早去检测啊!于是,她就到县疾病预防控制中心检测,最后确认已染上了HIV。

这真是晴天霹雳。当时如娟六神无主地瘫坐在路旁足足半个钟头才回过神来。她头脑乱哄哄的,一片空白:"怎么办啊,怎么办?"开始她还不想把她已染上 HIV 的实况告诉丈夫。她说,如果告诉丈夫,丈夫离她而去,她太爱自己的心上人了,她舍不得。不告诉丈夫吧,又怕自己把 HIV 传染给丈夫又怎么办?

正当如娟处于非常困惑之时,她想到了疾病预防控制中心的工作人员。春节过后,她来到县疾病预防控制中心,如实地把自己的困惑告诉了疾病预防控制中心工作人员。

了解到如娟的实际情况,疾病预防控制中心工作人员心平气和地对她说:"你既然深爱着自己的丈夫,就应毫不犹豫地把自己的真实情况告诉他,否则,你一旦把艾滋病传染给他,就后悔莫及了。"听了疾病预防控制中心人员的劝告,如娟决定如实把自己的情况告诉丈夫,并和丈夫一起到疾病预防控制中心做了 HIV 检测。检测结果发现,丈夫已经染上 HIV 了。原来 2005 年如娟回来探亲和丈夫同房时,已把 HIV 传染给丈夫了。当如娟知道自己犯下不可宽恕的大错后,决定不再去广东打工了,在家一心一意照顾自己的丈夫,以实际行动赎回自己的罪过。不料,后悔晚矣! 到了 2008 年 11 月,丈夫因艾滋病发病而先她而去。"天啊! 当时我和别人'乱爱'时,我根本不知道自己会染什么艾滋病,连什么叫艾滋病当时我也不懂啊! 是我害了自己的丈夫啊!"说到伤心处,如娟流下了辛酸的眼泪。一连几天,她喃喃地说:"我不是人,是我害了丈夫啊!"

丈夫这一死,给如娟的打击是多么沉重啊,她悲痛欲绝,真想跳下山涯和丈夫一起走算了。但当她看到身边伤心痛哭的女儿时,又惊醒过来了。她紧紧抱住女儿,坚定地说:"我要活下去,把你抚养成人后我死了也瞑目!"

2009 年以来,这位染上 HIV 的农村妇女痛定思痛,为了女儿,她坚强地面对人生。她每 3 个月到广西艾滋病防治门诊取出国家免费给她的抗 HIV 药物,回去后她一边服药一边到钦州市一家水泥混凝土加工场打水泥砖,赚点钱来维持生活。据了解,近年来,她和她丈夫的弟弟(女儿的叔叔)一起,靠辛勤的双手挣钱供女儿读书,送女儿上初中、上高中。现在,她的女儿已经上高中一年级了。她说:"我要趁我的绝症还没有发作之机,一边服抗病毒药物控制,一边做工养活自己,供女儿读完高中、考上大学,毕业后找份工作给她做,以此宽慰九泉之下的丈夫!"

如娟的经历,警示着人们:世上没有后悔药,要爱护自己,热爱社会,珍惜生命,小心"性乱",远离艾滋。

|第八节|　一失足成千古恨

故事的主人公小丽(化名),一个陌生的网友彻底改变了她生活的轨迹。其实，小丽也曾像别的女孩子一样，追求浪漫，渴望王子与公主般爱情的降临。但一切梦想和希望都被一种叫 HIV 的病毒所吞噬，这种东西也就是令人谈之色变的"艾滋病病毒"。

那年小丽才 20 出头，花一般的年龄啊！沉迷于网络是那个年龄少男少女们的一种生活状态。QQ 上小丽认识了一位 40 岁的广东男子，"很有钱，长得也帅"，小丽以为自己找到了生活的依靠，见面的那晚小丽便奉献出自己的一切。但那不是爱情，因为几天后那个"有钱"的男子就回了广东，从此再无任何音讯。

直到多年后，小丽才发现那唯一一次源于冲动般的出轨却成为她一生的梦魇——那个男子是 HIV 携带者，而无辜的小丽为自己的无知付出了沉重的代价。

现在小丽真正到了成熟的年龄，多年的生活磨砺让她改变了很多，她不再奢求浪漫，不再梦想"白马王子"似的婚姻，唯希望找一个老实本分而且爱她的男人嫁了。

几年前，她收获了属于自己的幸福爱情和婚姻，但她不能像其他人一样——身为 HIV 感染者的小丽面临着生与不生孩子的抉择，对于她来说，这是一种赌博，她赌的是命！

面对一个即将到来的"危险"的生命，她有多期待、忧虑甚至恐惧？30％或 3％的感染机会，在这个关于生命的赌博面前，小丽迎来的是关爱和勇气？还是决断的离弃？

几年前的一个周末,家住南宁的小丽认识了一个男孩,他叫阿强。

经过一段时间交往后,小丽对阿强有了更多的了解。阿强老家在河南一个贫穷的山村,父母根本没能力供他上学,他初中没有读完就只身来到南宁投靠一个远房亲戚。由于阿强没有文凭,刚到南宁那段时间,没有单位接收,没有见过世面的阿强就连续饿了一周。后来,他的远房亲戚给了他路费回家。不久,阿强再次来到广西打工,希望能挣钱养家、养父母。

小丽说,阿强的故事感动了她。这是拥有一个幸福童年的小丽无法想象到的生活,或许正因为此,他们的恋情来势凶猛,谁也挡不住。

一年后,阿强带着小丽回到河南老家举行婚礼。婚后,小丽留在阿强河南老家,开了一间杂货店。很快,小丽怀孕了。

小丽怀孕后 3 个月,第一次去医院产检的时候,验血显示她可能携带 HIV。

医院不敢确定,让小丽去疾病预防控制中心复查。抽血复查需要等待一周,在这一周的等待时间里,小丽和阿强忍受着从未有过的煎熬。

结果出来了,确诊感染了 HIV。小丽这才意识到,自己多年前和那个广东网友的短暂恋情是感染上艾滋病的根源。

阿强马上也去抽血检查。

又经过一周的等待，这个年轻的家庭，正等待着一场判决！

好在结果是阴性——阿强没有被感染。

阿强当时虽然舒了一口气，但这并没有带给他更多的庆幸。

这个年纪轻轻就到城里打工的年轻人并不了解HIV，他一开始以为妻子感染了 HIV 就会立即死亡，他害怕妻子死去。

阿强告诉过小丽，其实他心里还有很多的疑问，但是他尊重他的妻子，没有过问她这个病是从哪里来的。

而当时小丽夫妻最大的疑问是，孩子是不是安全的？孩子怎么办？所以他们要面临的最大问题是：孩子要不要？而且"艾滋妈妈"生孩子，不管对孕妇、孩子还是医护人员，都是高风险的事，有很多可怕的事情可能会发生。

此后，小丽开始从各种渠道了解这个病，她也咨询过相关机构。医生告诉小丽，如果尽早服阻断母婴传播的药物，孩子得病的概率会从 30% 降低到 3%。

这真是一个喜讯，给这个家庭一线新的曙光。

知道很多"艾滋妈妈"都生下了健康的孩子，小丽信心百倍。她觉得，那么多的妈妈都那么幸运，她也应该是幸运的。

小丽决定生下孩子。

"艾滋妈妈"吃抗病毒的药物，有很强烈的不良反应，很多人几乎不能坚持。但是，小丽能够忍受，再大的痛苦她都不害怕。

怀孕半年后,小丽回到南宁娘家养胎,为了一家人的生计,阿强留在家乡打理小卖部,直到小丽要生产的前一周,老公阿强才关闭了家乡的小店,专程陪老婆生孩子。

再后来,小丽在广东做了剖宫产。

一般孩子出生后,护士会给他喝配方奶粉,等有母乳的时候,让孩子吸吮母乳。跟其他孩子不同的是,小丽的孩子出生后的第一口食物,是专门预防母婴感染的阻断药物,护士用一个没有装针头的针管小心翼翼地将药水送到孩子的口中,看着他吃下足够的分量才放心地离开。

为了阻断母婴传播,这个可爱的宝宝也将远离母乳。

其实,关于婴儿哺乳的问题曾在云南发生过一个悲剧。云南一"艾滋妈妈"产后的 4 个月中,按医生的嘱咐,一直用人工喂养。可是孩子发育不好,消瘦,母亲可怜孩子,开始母乳喂养。孩子长到 10 个月时死亡,医生检查发现孩子体内 HIV 载量很高……

孩子的出生对阿强来说既是欣喜又是忧愁。

喜的是,自己当爸爸了! 愁的是,孩子是不是健康的,要等孩子到 1 岁半时才能知道,这一年半的时间,他们将备受煎熬!

"孩子出生后,责任更重了。"阿强曾这么告诉小丽。

回到南宁,阿强没有向小丽隐瞒父母要他们离婚的事。小丽其实心里早已有这样的猜想和担忧,只不过这种结果来得太早了。

后来,小丽和阿强大吵了一架,彼此产生了怀疑,信任出现了危机。阿强心里憋着一腔对妻子的怨气,还有随时担心自己已经被感染的恐惧,但又没有人可以诉说!

后来,阿强在网上认识一个网名叫"柔情似水"的姑娘,就在第二次见面的时候,他们出轨了。阿强心里也第一次产生了要离婚的念头。

经过一番挣扎,阿强打算把这个决定告诉了小丽。让阿强十分意外的是,小丽并没有拒绝,反倒一口答应了。

离婚后,他们就真的再没有见过面。

离婚的打击,对小丽的病情恢复影响很大。离婚后,小丽心情非常不好,生气的时候,连饭都不吃,那些要求每天按时按量吃的药基本上是保证不了的。而艾滋病患者的治疗,一旦不吃药或者吃药的时间不稳定,就会产生耐药性,以后再吃这种药就对病毒没有效果了。

有人指出,即使孩子在出生时侥幸没有感染上HIV,他们的成长过程可能也充满艰辛。身患艾滋病的夫妻由于身体状况,可能无法工作,贫病交加,他们无法向小孩提供有质量的生活,不能保障小孩受教育的权利。

甚至在小孩未成年时,就可能承受父母双亡的痛苦。这些沉重的问题,可能没有人能解决。

笔者还认识一位年轻的女孩子,来自外地,那年才20多岁,夫妻双方都有这个病。在电话里,她不停地叹气。她说,她怀孕8个多月才发现有病,老公也去检查,发现也有病。但是谁传染给谁,她一点都不知道,每次想和老公谈论这个话题,都被老公拒绝,话题一提起,他就很不高兴! 就只好放弃不谈。但是,她最担心的是她的孩子,她说她吃母婴阻断药物吃得很晚,才吃了20多天,孩子就出生了,不知道这种病是不是会传染给孩子! 他们没有告诉双方的父母,也不能告诉身边的朋友,平常想找个聊下这个病的人都没有,她有一个认识了快10年的姐妹,她都不敢跟她说起,怕失去这个姐妹。夫妻之间能走到什么时候,都不知道,对未来充满了恐惧。

生活还在继续,她们活得越来越沉重。她们最关心孩子是否健康、以后要不要告诉孩子、发病的时候是什么样子、孩子有没有在身边陪着她们……

平心而论,像小丽这样的女孩子并不在少数,她们是心地善良的人,心中有爱,期望拥有常人的幸福生活。

可现在她们在哪里,夜晚来临的时候,她们想不想念她们的家乡、她们的父母,还有她们的孩子?

|第九节| 小妹

美丽的南湖公园鸟语花香,碧波荡漾。在公园的每一个角落,随时都可以听见孩子们的笑声,随处都可以看见老人们慈祥的微笑,随意都可以捕捉到少男少女的甜蜜爱情。幸福,本应该是生活中最美好的味道。然而,就在南湖边的一个小小角落,40 岁的 HIV 携带者蒋小妹曾经洒落过太多的泪水,生活对于她来讲,似乎更多的是苦涩。

一、有了老公和儿子,她成为最幸福的女人

蒋小妹出生在广西北部的一个小山村,家里还有几个哥哥和姐姐,她是父母最小的孩子,村里人从小就喜欢喊他小妹。因为家里穷,乖巧懂事的小妹读到小学二年级的时候就辍学回家,帮父母干农活、做家务。

24 岁,还没有结婚的蒋小妹在小山村里已经成为"老姑娘",到了适婚的年龄。当时,蒋小妹对婚姻有很多恐惧,她的恐惧来源于姐姐的婚姻。蒋小妹的姐姐和许许多多善良柔弱的农村姑娘一样,早早就经人介绍成了家。成家之后,却经常遭到丈夫的打骂。曾经有两次,小妹的姐姐在怀孕期间遭到丈夫的毒打,导致流产。

姐姐的不幸,带给小妹许多阴影。因为害怕遭受和姐姐同样的命运,蒋小妹对婚姻有着发自内心的排斥。

有一次,24 岁的蒋小妹正在镇里用缝纫机帮人做衣服。一个好心的阿姨问她:"想找什么样的男人成家?"蒋小妹告诉这位阿姨,不需要大富大贵,不期望高大英俊,只要他脾气好就可以了。

找一个脾气好的男人,是年轻女子蒋小妹对幸福婚

姻生活的全部憧憬。

没多久,这位阿姨果真把自己一个远房亲戚的儿子阿强介绍给了蒋小妹。阿强在县城做工人,虽然收入微薄,但为人和善,脾气好,对蒋小妹很是关爱和体贴。遇到阿强,最后嫁给阿强,让小妹觉得自己已经找到了最好的男人。蒋小妹和阿强结婚几年之后,生下了一个可爱的儿子。

有了理想的老公、可爱的儿子,蒋小妹觉得自己就是天下最最幸福的女人了。蒋小妹说:"即使我们收入不高,但是可以节省着用,即使我怀孕的时候还要去做工赚钱,但是也不觉得累。只要老公对我好,儿子健康快乐,我就快乐。那段日子,我每天都可以开心地唱歌,边做工边唱歌,边带儿子边唱歌,太幸福了。"

二、艾滋病突然闯入,她走进人生的"冰点"

蒋小妹和阿强怎么都想不到,他们的幸福去得太快。

蒋小妹和阿强发现,他们最爱的儿子在长到 2 岁多开始经常生病。儿子经常发热,淋巴结开始肿大。蒋小妹和丈夫一起,带着儿子到处求医,药吃了,针打了,却怎么都治不好。

在三四年的时间里,夫妻两个带着儿子跑遍了周边县城、乡镇甚至城市的医院,儿子的病却并没有起色。转眼间,到了 2005 年,儿子已经 6 岁,仍然每天生病,没有精神。

有一天,阿强告诉小妹,要带她和儿子一起去南宁治病。在此之前,曾经为他们儿子医治的一位医生告诉阿强,小孩子的病情久治不好,从症状和初步检查的结果来看,很有可能是艾滋病。

艾滋病? 6 岁的儿子怎么会得艾滋病? 阿强听后吓出一身冷汗。虽然不敢相信,但也不敢迟疑,决定马上带上儿子和蒋小妹到南宁,去广西疾病预防控制中心检查。因为检查结果没有出来,阿强不敢将医生的怀疑告诉蒋小妹。

此时,蒋小妹却被蒙在鼓里,毫不知情。阿强告诉她说,带儿子到南宁看医生顺便去旅游了。想到可以去南宁,从来没有去过南宁的蒋小妹十分高兴。她穿上了很少会穿的高跟鞋和裙子,高高兴兴地出门了。

一家人到了南宁的时候,已经是下午五点。阿强不断地催促着小妹,走快点,走快点,人家快下班了。赶到疾病预防控制中心的时候,小妹穿着高跟鞋的双脚已经肿了,起了几个水泡。阿强告诉小妹,全家都要验血。

看见疾病预防控制中心外墙上贴着的防治结核病的条幅,小妹怀疑:难道儿子得了结核病? 阿强告诉小妹说,不是的,别想那么多,先化验。一家三口抽血检验。经过漫长的等待,阿强去拿结果了。

经过确诊,阿强、蒋小妹、儿子,一家三口全部为HIV 携带者。这意味着,儿子是通过母婴传播感染,阿强和蒋小妹在儿子出生之前就已经被感染。

阿强心里十分明白,也十分后悔。就在他婚后不久,因为和蒋小妹两地分居,一个在县城,一个在农村,阿强有几次去了县里几家隐蔽的洗浴中心,和几个"三陪女"发生过性关系,因此被感染上 HIV,并传染给小妹,通过母婴传播又传染给儿子。

面对无辜的蒋小妹和儿子,阿强久久不能说话。

阿强带着蒋小妹和儿子走到附近的南湖边,已经是黄昏,南湖边静悄悄的,只有三三两两正在加紧脚步赶回家吃饭的人们。在湖边坐下来,阿强抱着小妹和儿子失声痛哭。

"对不起,对不起,是我该死,我们得的是艾滋病!我们或许会死!我们全家跳南湖死了算了!"

什么是艾滋病?文化水平不高的蒋小妹对此懵了。她想了半天,才想起电视里曾经看过艾滋病防治的宣传片,自己怎么会得艾滋病呢。蒋小妹的心彻底凉了,像结了冰,无法融化……

三、儿子每天唉声叹气,她把最大的人生期待藏在心里

最怕儿子知道病情,却不可抗拒。

在儿子 7 岁多的时候,无意间知道了自己的病情。因为经常看电视,儿子知道自己得的是艾滋病。

蒋小妹说："我们一家三口经常唉声叹气的，儿子知道病情后也是唉声叹气的，总是期待出现奇迹，自己还可以恢复健康。"

因为去南宁做定期检查往往是在周一到周五的工作时间，蒋小妹向儿子的学校请假时不敢说实话，只能向老师撒谎。这个时候，儿子往往会很生气地跟她说："老师说学生不可以撒谎的，大人更不能撒谎。"

蒋小妹只能把眼泪埋在肚子里。每隔三个月，一家三口就要到南宁检查，这样的日子过了几年。在 2009 年冬天，蒋小妹和阿强决定去南宁生活。

一家三口在南宁的城中村租了房子，开始"漂泊"的生活。在南宁快一年的时间了，蒋小妹和丈夫因为都没有技术特长，工作换了一个又一个，收入微薄。

蒋小妹说："我什么都不怕，就是怕儿子受到伤害，他现在是我最大的希望了。我希望他有一天可以考上大学，也可以结婚生子。"

在南宁的"漂泊"生活十分艰难。有一次，蒋小妹找了一份刷油漆的工作，因为需要用手接触油漆，手受到腐蚀，痛得难受。在难受的时候，她就拿老公和儿子出气，使劲地骂他们。她知道，自己的苦难是老公带来的。出了气之后，蒋小妹又必须去做工，生活还要继续，她还有儿子。

在南宁，蒋小妹和老公同样没有朋友，她不敢向任何人倾诉，她没法告诉大家自己的病情，也不敢请人到家里吃饭。

"总是觉得手软脚软,虽然我知道这是自己的心理问题,但是我没法战胜自己的心理。我现在唯一的期望就是儿子过得好……"蒋小妹说。

|第十节| 负心丈夫染上艾滋病

"把袖子放下来,别着凉感冒了。"12月初的南宁已有几分凉意,在自治区疾病预防控制中心艾滋病科门诊部,医生叮嘱前来拿药的龙阿妹(化名)。从背影望去,这是一个健硕的女人,略粗的手臂紧绷在 T 恤里面,乍一看还有点像 20 多岁的运动员。

直到和她面对面坐下来,看到她无神又无助的眼睛,以及说话时不知所措抽动的嘴角,才会真实感觉到这是一个被感染了 HIV 的女人,已有 41 岁。

和众多 HIV 携带者一样,龙阿妹也有一段辛酸往事。结婚生女后,由于夫妻长期分居感情不佳,丈夫在外拈花惹草感染了艾滋病,又传染给了她。多方医治花光了积蓄,丈夫去年撒手人寰,留下老父母和尚在读中学的女儿。面对未来的人生和家庭的重担,同样身患艾滋病的龙阿妹纵然无辜,又该何去何从?

一、打工夫妻难以维系的感情

　　1993年,桂林市临桂县女孩龙阿妹还是一个快乐的姑娘,虽然家境贫寒,她只读过小学,还在家帮着父母干了几年体力活,但也无忧无虑。在永福县打工期间,他结识了大她2岁的永福男子阿贵,并确立了恋爱关系。

　　很快,她带着阿贵回到临桂老家"见家长"。巧合的是,她的大嫂是永福人,一眼认出了阿贵,一家人更增添了对这个女婿的好感。于是,"知根知底"的阿贵很快和龙阿妹结婚了,龙阿妹也搬到了永福县生活。

　　一家人在永福农村虽然清贫,但也和睦。1996年,龙阿妹生下了女儿,为了给予女儿更好的生活条件,夫妻两人开始在外打工。

　　龙阿妹说,由于长期分居,她和丈夫的感情越来越淡,在一起的时间也越来越少。在此期间,她也隐隐约约感觉到丈夫在外面似乎有了别的女人。然而,由于文化水平不高和心地善良,她什么都无法证明,还是和丈夫继续生活着。

　　"能有什么办法呢?"无论是回忆往事还是回味现在的生活,龙阿妹都经常发出这样的感叹。

　　2000年左右,龙阿妹在南宁一家粉店打工端盘子。由于粉店早上上班太早,没有公交车,她只好住在店里,而当时丈夫则在另一家提供住宿的工厂上班。"那时我就知道他有艾滋病了，但有时他在外面也叫我过去和他一起住，我也就去了。当时我们什么都不懂，也没有采取预防措施……"说到这里，龙阿妹一脸茫然。也许就是那个时候，阿贵把自己的 HIV 传染给了妻子。

"其实我们的感情一直不怎么好，我想再要一个孩子，却一直没要成。"龙阿妹说，自己和丈夫的感情淡漠，是导致丈夫出去找女人甚至赌博的原因之一，对此，她只有无奈。

2003 年，阿贵在南宁被确诊为艾滋病。2004 年，龙阿妹也被确诊。夫妻两人开始过着与疾病伴随的困苦人生，而这一切，除了他们两人，家中再无第三人知道。

二、当艾滋到来，生活只剩难以摆脱的痛苦

2002 年左右，阿贵的身体每况愈下，感冒发热、头痛成了家常便饭。"经常咳嗽，到医院打吊针，都是我陪着他。"龙阿妹说。丈夫发病比较快，在桂林医治时已花光了家里的几万元积蓄，后来又在南宁市四医院住院治疗，被确诊为艾滋病。

"2003 年时丈夫在南宁市四医院才住了一个月，他就病得不成人样了，身上都是斑点。那时一直是我照顾他，每天送饭给他。"龙阿妹说。由于担心家里人知道后会排斥他们的女儿，对于丈夫的病情，她隐瞒了所有人，只说是得了肝病，一时难以治愈。

2004年,身体已经开始虚弱的龙阿妹也被确诊为艾滋病。从此,夫妇两人租住在南宁,每3个月拿一次药,开始漫长的治疗过程,同时也似乎在等待命运的宣判。

这期间,身体稍好的龙阿妹先后换了多份工作。2009年初,祸不单行,丈夫意外烫伤前胸,转到南宁市解放军303医院治疗。"一到医院,医生就说他不能说话,还在他喉管处动了手术。在医院又住了一个多月,花了借来的四五万元钱,他却一句话都没说,一句话也没给我留下。"龙阿妹说。2009年3月,丈夫去世,临死前也没有说清楚自己是如何感染艾滋病的,更没有向她道歉。

由于没钱办丧事,更怕家里人知道,丈夫的骨灰在南宁市殡仪馆存放了一年。直到第二年清明期间,她才借了钱把骨灰送回永福县安葬。即便如此,也还是瞒着年迈的婆婆。

"我已痛到不知痛了。生米煮成了熟饭,也无所谓恨不恨他。"对自己10余年的婚姻生活,龙阿妹无话可说。

三、艾滋家庭的孤儿寡母仍需坚强生活

2009年以来,龙阿妹在南宁市找到了一份清洁工工作,每天从早上8点干到下午6点,一个月有一千多元的收入。

除了买药,龙阿妹不敢乱花一分钱,因为女儿在家读书还要花钱。为了节省路费,龙阿妹自己每年春节回老

家一次。"女儿也很懂事,我让她放假时到南宁来她都不肯,说路费贵,来了吃饭也花钱。"龙阿妹提起女儿,才显出一点精神。她说,女儿做过初步检查,是个健康正常的女孩。

"不敢回家。一回家公公婆婆就会问他们的儿子到底是什么病,婆婆还不知道儿子已经没了,我一个人实在承受不了,还不如自己在外清静些。"龙阿妹说。自从患上艾滋病后,她变得自闭沉默,不愿与别人多说话,只想一个人待着。

为了给丈夫看病,龙阿妹先后借了几万元的债务。如今她拼命工作,计划慢慢还债。"能还多少是多少,不能赖着。"她说。

在南宁的生活平静单调,龙阿妹为女儿坚持着每一天,却不敢去想未来。"将来的事真的不敢想。有时一想到以后,就想一死了之,什么都不想干了。还不如什么都不想,埋头做事。"在龙阿妹坚强的外表下,裹着一颗脆弱的心。

没有丈夫,没有朋友,没有来自家庭的支持,她的烦恼和苦闷无处宣泄。女儿只是精神寄托,因为她还得向女儿隐瞒爸爸的死因和自己的病情。

也有人建议她再找个人组建家庭。毕竟她才41岁,病症较轻,看上去和正常人差别并不大。对此,龙阿妹似乎早已心如死水。

"和正常人过是不可能的。和有同样病的人在一起,今后两个人都发病,更负担不起。"龙阿妹害怕过两个人都是艾滋病患者的生活,她宁愿一个人背负所有的生活重压。

如今,她最放心不下的还是女儿的未来。14岁的女儿马上要考高中了,考上高中就需要更多的学费,考不上就意味着要步入社会,无论哪一种结果,都令她不安。

"我能活到哪一天我都不知道。万一哪天我不在了,希望女儿跟着她的姑姑还能生活。"龙阿妹眼里泛着泪光,盘算着女儿的未来。

无论怎样,艾滋病病魔造成的孤儿寡母,还是会坚强活下去。

第十一节 艾滋病其实离我们很近

时　　间:12月6日下午地点:自治区疾病预防控制中心的一间医生办公室

采访人物:HIV感染者小李,在校大学生,21岁

小李给记者的感觉很阳光,在采访中不时地微笑或者大笑。她现在还没有发病,在吃中药提高免疫力。经过聊天,这一切只是表象,小李同样经历过彷徨和自杀心理,不过她都挺过来了。她今年只有21岁,面对今后的道路,她有些茫然。

一、当时哭了一周

我从来没有想到自己会跟艾滋病扯上关系。上高中时,学校有宣传预防艾滋病的宣传单,自己接过一份,看了一眼就扔了。没想到 2 年后,自己就被检出感染了艾滋病,想想也挺讽刺的。

2009 年的 11 月 16 日,我接到了自治区疾病预防控制中心的艾滋病确认报告,当时就懵了。刚刚上大学还没有满 3 个月的我得了艾滋病。虽然以前没有认真了解艾滋病防治知识,但艾滋病不能治愈这点,我还是知道的。

我冒出来的第一个念头就是自杀,还想了很多办法,上吊、跳河或是服安眠药。甚至自治区疾病预防控制中心的咨询员在给自己讲艾滋病知识时,自己还问有没有安乐死的方法。想到 2～3 年后就会死去,自己睡不着,也吃不下饭,课也不去上,躲在宿舍一直哭。同学们都以为和男朋友分手才哭的,都来劝我,他们从来没有从艾滋病方面去想。

在疾病预防控制中心咨询员的解释下,我彻底了解了什么是艾滋病,之后哭得更厉害了。自己就谈了一个男朋友就被感染了,老天对我真是不公平。想到感染,我恨死男朋友了,他是社会青年,在读高中时认识的,发生过 10 多次性行为。去年检测艾滋病也是他先发现感染,疾病预防控制中心人员才叫我去检查的，没想到真被感染了。我打电话质问他，他不回答，得知我感染后，就干脆不接我电话了。

二、亲人的支持让自己挺了过来

想到自己的遭遇，我只能哭，在宿舍里哭了一周。有一个很要好的女同学看出来了，问我是不是得了艾滋病，我承认了，央求她不要告诉别人，她答应了。平时她对我还没那么好，知道我被感染后，打饭、打水、上课都叫我，怕我出事。我很无助，不知道该怎么办。感染了 HIV，自己委屈、苦恼，心里有一肚子的话却不能说出来。自己上学的学费是贷款的，姐姐在广东打工每月会给点零用钱，父亲是个农民，每月也把节省下来的钱寄给我当生活费，有一个弟弟还在读书，家里需要钱。一想到这，我就忍不住伤心痛哭。

在一次与姐姐的通话中，我哭得很厉害。姐姐就问怎么回事，我就给姐姐说自己感染了艾滋病。很快姐姐就告诉父母了，父亲打电话叫我回家。回到家里母亲哭着责备我不听话，很是伤心。父亲安慰我，鼓励我活下去，并告诉我，钱不用担心，在学校吃好喝好，让我的心里暖暖的。

确诊后的相当一段时间里，自己满脑子都是艾滋病，自己问自己，今后怎么办？想久了就想和别人说说话，发泄下情绪,有一个月,自己没事就给以前的同学打电话聊天,结果当月的话费超过了 300 元。

三、平时像戴着面具生活

以前,每次回到家里,自己都是陪奶奶睡的。奶奶一个人住在老房子里,没人陪很孤单。知道自己感染了艾滋病后,每次回家,自己都找个借口躲开。我怕将艾滋病传染给她,虽然我也知道这不可能。

平时自己很喜欢小孩,邻居的孩子都会抱一抱,现在一边远远地看着,怕传染给小孩子。在大学,班里的同学和老师都不知道我感染了艾滋病。今年"世界艾滋病日"期间,学校又开展了防艾宣传。几个同学在看艾滋病宣传资料时,一位男生走过来笑着说,有什么可看的,哪有那么多艾滋病患者。我当时就看着他没有说话,心想,我就是站在你面前的一个活生生的被感染者。

现在大学里有性行为的恋人很多,但都没有预防艾滋病的意识,显得特别傻,真担心他们以后会不会被感染。有时候走在校园里或大街上,迎面走来一个帅哥或靓女,我都会怀疑,他们是不是也被感染了艾滋病。现在弟弟中专毕业去了广东打工,我叫弟弟不要乱找女孩子,怕家里又多一个艾滋病感染者。

四、身体状况不如以前

虽说外表和正常人一样,但自己还是感觉得出来,身体状况和以前不一样了。以前自己跑步很厉害,在学校800米比赛拿过奖,疯一天,睡一晚就没事了。现在体力不如从前,容易感到疲劳。有一次我感到胸口痛,到自治区疾病预防控制中心咨询,咨询员说要做肺部检查,看是不是被感染结核了,当时我非常害怕,害怕发病了。父亲知道后,马上要我去医科大一附院检查,说有钱给你看病,当时我又哭了。让人欣慰的是,检查结果一切都好,算是一场虚惊。

得这个病也不是我愿意的,有时心里非常不平衡。现在回想以前的细节,男朋友是知道自己感染艾滋病的,虽然如此,他仍和自己交往。有时自己也有这个想法,但自己可以控制,不会去做。

我今年才21岁,今后路还很长,我也想拥有爱情,成家生孩子。但一想到艾滋病,我的心就禁不住颤抖,另一个声音就会响起,"不可能的,哪个男人会要你。即使他接受我,他的父母会接受吗?"

五、艾滋病离我们其实很近

在没有感染艾滋病之前,我有许多理想,想考公务员,到政府单位工作。现在这些想法都没了,毕业了只想找一个单位挣钱,好好工作,然后经常回家看望父母。

我现在也变得多愁善感,非常容易哭。今年"世界艾滋病日"期间,在网上看了一个视频,讲的是一个感染艾滋病的小女孩的故事。小女孩只有 3 岁,父母因艾滋病死了,和年仅 10 岁的残障哥哥一起生活。在无忧无虑的年纪,小女孩从来没有笑过,显得很悲伤。

记者问她,"知道父母是怎么死的吗?"小女孩说知道,因为艾滋病。我当时看了眼泪狂飙,小女孩后来因免疫力下降,感冒发热死了。为此,我哭了一个晚上。我不知道今后自己会不会和小女孩一样,因为感冒死去。

艾滋病改变了我的生活,也许从外表你根本看不出来,只有我自己知道改变了什么。生活很美好,阳光很灿烂,但在我的眼里,阳光是变了色的。我有时也思考,自己有未来吗? 没有人给我答案,只是过好每一天。我只想对社会上的你说,当你享受生活时,别忘了预防艾滋病,它离我们其实很近很近。

参考文献

1. 毕淑敏. 提醒幸福. https://www. douban. com/group/topic/9354009/

2. 独赏二月雪. 夫妻故事. http://www. anlu888. com/viewthread. php? tid＝26113

3. 国家体育总局信息中心机关党委. 我眼中的幸福家庭. http://

wenku. baidu. com/view/cb101f29bd64783e9122bb7. html,2

4. 李国坚. 我要幸福——预防艾滋病科普读物. 南宁:广西人民出版社,2011,4~76

5. 佚名. 幸福靠自己创造. http://www. duwenzhang. com/wenzhang/aiqingwenzhang/ganwu/20080814/15244. html

第四章

警示性健康教育的
自省式防艾实施框架与效果

|第一节| 原理与实施构架

　　自省式防艾就是对群众进行艾滋病危害的警示性健康宣传和教育,让群众认识到一旦染上艾滋病就会毁掉自己的生命、拖累甚至毁掉家庭。需要自身自敛自律,远离或放弃卖淫嫖娼,采取发生危险性行为时戴安全套等预防措施,达到自我保护以及保护家人的目的。

　　对龙州县 2011 年 1~7 月 36 例有潜伏期且感染途径明确的 HIV/AIDS 患者调查表明,36％为当年嫖娼当年确诊感染或发病,64％为一年以上的既往感染(表4-1)。

表4-1　2011年1~7月龙州县有潜伏期的
36例HIV/AIDS患者潜伏期情况

年	例数	发病率(%)	年	例数	发病率(%)
<0.5	3	8.33	5~9	9	25
0.5~1	10	27.77	≥10	12	33.33
2~4	2	5.55	合计	36	100

这表明加强措施后可以避免36％感染。当年健康教育警示100％显效,第二年就可以下降36％;如果80％显效就可以下降28.8％;如果50％显效,就可以下降18％。这就是警示性健康教育的自省式防艾原理和可行性科学依据。

警示性健康教育材料制作形式简单、内容通俗易懂,既避免恐慌情绪又能触动心灵。警示性健康教育采取学校师生、机关工作人员、社区和村民听专家讲课形式,讲课内容为艾滋病概念、概述、发病机制、临床表现和预防方法等。一般讲课时间为晚上,学校、机关单位、村屯每年至少宣讲1次。白天可在村民聚集点小规模宣讲,每月至少1次。采取图片资料形式上门入户宣传每月至少1次。建立防控网络,培训专业人员,使之具有上村上门宣讲的能力,最终达到"进村无死角,入户面对面"的宣传效果。

构建县乡村三级艾滋病防控网络并全方位实施:在县疾病预防控制中心艾滋病科的基础上,乡镇卫生院成立艾滋病防控组,与乡村医生组成县乡村防艾队伍和工作网络。培训县乡村三级医护及防控人员有关艾滋病临床表现和健康危害相关的知识,为村民讲课的技巧和艾滋病预防措施,提升其对健康专一的性行为及自身健康和家庭幸福重要性的认识。让村民知道艾滋病的危害,尤其是对身体健康的损害和致命性,给自身和家人带来的痛苦,指导自己对健康性行为的抉择,从而提高自身抵挡诱惑的能力,出现抵挡不住诱惑的特殊情况也要使用安全套来主动防护。这样完整信息的健康教育可以提高公众主动自我预防和自我依从,远离或放弃卖淫嫖娼,最终达到预防和减少艾滋病的新发感染和传播(图4-1)。

具体实施:在2011年1月～2018年12月,采用以课堂为主的形式,到龙州全县机关、学校、社区、村屯,集中对干部、学生和群众就预防艾滋病知识进行讲课,开展警示性健康教育。即采取关怀与预防并重的预防控制策略:除原有的艾滋病自愿咨询检测(VCT)、美沙酮门诊、高危人群干预等措施外,更加注重对未感染艾滋病病毒人群的警示性宣传健康教育。广西壮族自治区疾病预防控制中心专家和市县乡村防艾骨干一起,走村串寨,将完整的信息告知人们,艾滋病是一种致人死亡的传染病,尚无疫苗预防也无药物治愈,但可以通过远离放弃卖淫嫖娼、戴安全套加以自我防范。进行分类宣传:将人群分为HIV/AIDS患者及未感染HIV的健康人群,在咨询与治疗时,向HIV/AIDS患者宣传国家的"四免一关怀"政策,增强其治疗的信心和依从性;向健康人群宣传艾滋病

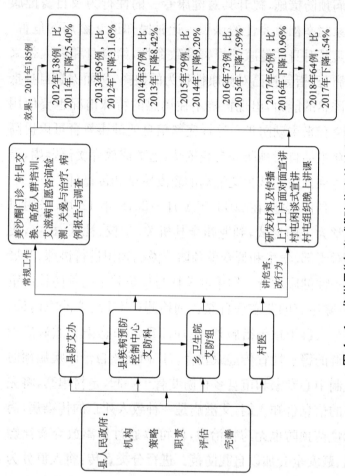

图 4 - 1　龙州县"自省式"防艾实施流程图

的危害甚至可怕性,让大家不敢卖淫嫖娼,降低健康人群感染 HIV 的风险。设定观察指标加强监测:①对 HIV/AIDS 病例要调查艾滋病的传播途径与潜伏期;②艾滋病危害宣传的可接受性;③2011～2018 年自省式健康教育情况及加强艾滋病、淋病、梅毒等性传播疾病监测并分析预防效果,淋病、梅毒监测来自中国疾病预防控制信息系统以及村医报告系统。

综上所述,从流行病学上明确艾滋病潜伏期及其构成,分析健康成人对艾滋病全面了解前后高危行为改变的科学数据,研发防艾宣传材料并大规模进村入户进行干预取得了突破效果。

|第二节|　广西龙州县自省式防艾实施 8 年的防控效果

1. 艾滋病危害警示性宣传教育覆盖城乡,提高居民健康性行为防护

2011 年以来龙州县采用关怀患者与预防新感染并重的预防控制策略,在做好国家对关爱患者反对歧视、管理失足妇女和高危人群干预的要求时,针对龙州县艾滋病多由性传播的实际情况,以完整的信息告知人们艾滋病是一种致命的恶性传染病,促使普通居民自省自敛、放弃卖淫嫖娼、回归健康性行为,或使用安全套自我预防,

避免艾滋病病毒感染,最终使病毒失去传播的温床,切断其传播途径。艾滋病危害宣传教育全面覆盖城乡。2011～2018年,对龙州县机关干部和学校以及农村全面开展艾滋病危害和警示性宣传教育。艾滋病防控人员共入户宣讲318 077户次,讲课9 102场次,发放资料532 335件,受教育达978 900人次(表4-2、表4-3)。

表4-2　2011～2018年龙州县自省式防艾宣传人数

年份	入户宣传数(户)	入户宣传受众人数	大众讲课次数	讲课受众人数	就诊患者宣传人数
2011	46 836	160 092	894	22 090	2 162
2012	46 851	133 968	2 073	36 659	13 697
2013	31 526	89 126	1 366	18 759	9 634
2014	36 308	93 426	1 132	16 643	10 065
2015	37 122	112 877	951	13 301	9 418
2016	34 517	108 843	1 053	13 720	10 128
2017	41 030	128 167	732	8 002	6 561
2018	43 887	152 401	901	10 547	1 200
合计	318 007	978 900	9 102	139 721	62 865

表4-3　2011～2018年自省式防艾宣传发放宣传材料情况

年份	发放宣传材料				
	防护知识读本	折页	扇子	年历	其他
2011	51 280	4 726	4 726	0	573
2012	14 040	20 949	22 283	28 437	0
2013	5 853	8 014	9 789	22 222	8 582
2014	12 007	12 054	20 000	0	9 800
2015	14 000	30 000	20 000	0	10 000

（续表）

年份	发放宣传材料				
	防护知识读本	折页	扇子	年历	其他
2016	10 000	45 000	10 000	0	8 000
2017	2 000	50 000	0	0	18 000
2018	1 000	60 000	10 000	2 000	7 000
合计	110 180	230 743	96 798	52 659	61 955

对县城周围611名男性成人是否参加艾滋病预防课的听课情况进行调查,3.6%没听过艾滋病预防课,96.4%听过艾滋病预防课。其中,20.9%听过省级专家讲课,6.22%听过市级专家讲课,8.67%听过县级专家讲课,24.5%听过乡镇卫生院防艾人员讲课,36%听过村医讲课(表4-4)。

受访的611名男性成人中,37.15%在听艾滋病防治课前有嫖娼经历,仅62.1%在嫖娼时戴安全套。听艾滋病防治课后95.2%的人愿放弃嫖娼,继续坚持嫖娼想法的11人中承诺以后嫖娼时戴安全套,安全套使用率从听艾滋病防治课前的62.1%增加到100%,发生危险性行为时戴套率比听课前增加40%(表4-5)。

2. 达到发病下降、病例减少的防控效果

(1) 2011~2018年HIV/AIDS发病逐年下降:龙州县2012年在自愿咨询检测、性病检查、婚前检查和孕前检查、术前检查、就诊检查等过程中对28 148份血样筛

表4-4　龙州县部分男性成人参加各级专家艾防讲座听课情况

地区	调查人数	省级	(%)	市级	(%)	县级	(%)	乡级	(%)	村医	(%)	没听	(%)
水口镇	200	35	17.5	6	3	10	5	54	27	95	47.5	0	0
龙州镇郊	205	33	16.1	22	10.7	23	11.2	40	19.5	85	41.5	2	0.98
龙州城区	206	60	29.1	10	4.85	20	9.71	56	27.2	40	19.4	20	9.71
平均	611	128	20.9	38	6.22	53	8.67	150	24.5	220	36	22	3.6

表4-5　龙州县部分男性成人听艾滋病防治课后行为改变和采取预防措施情况

地区	调查人数	认为讲课有用	(%)	课前有嫖娼经历	(%)	课前嫖娼时用安全套	(%)	课前嫖娼时不用安全套	(%)	课后仍去嫖娼	课后嫖娼减少(%)	听课时嫖娼但用安全套	(%)
水口镇	200	200		106	53	26	24.5	80	75.5	0	100	0	0
龙州镇郊	205	205		31	15.1	25	80.6	6	19.4	1	96.8	1	100
龙州城区	206	206		90	43.7	90	100	0	0	10	88.9	10	100
合计	611	611		227	37.2	141	62.1	86	37.9	11	95.2	11	100

查 HIV/AIDS,比 2011 年 24 162 份增加 3 986 份;2013
年筛查 30 741 份,比 2012 年增加 2 593 份;2014 年筛查
33 537 份,比 2013 年增加 2 796 份;2015 年筛查
36 479 份,比 2014 年增加 2 492 份;2016 年筛查 34 766
份,比 2015 年减少 1 713 份;2017 年筛查 31 795 份,比
2016 年减少 2 971 份;2018 年筛查 35 670 份,比 2017 年
增加 3 875 份。在监测力度不减或加大的情况下,2012
年报告 HIV/AIDS 138 例,比 2011 年 185 例减少 47 例,
下降了 25.40%(47/185);2013 年报告 HIV/AIDS 95 例,
比 2012 年减少 43 例,下降了 31.16%(43/138);2014 年报
告 HIV/AIDS 87 例,比 2013 年减少 8 例,下降了 8.42%
(8/95);2015 年报告 79 例,比 2014 年报告减少 8 例,下降
了 9.20%(8/87);2016 年报告 73 例,比 2015 年减少 6 例,
下降了 7.59%(6/79);2017 年报告 65 例,比 2016 年减少
了 8 例,下降了10.96%(8/73);2018 年报告 64 例,比 2017
年减少 1 例,下降 1.54%(1/65)。淋病同步下降即为佐
证,表明通过警示性健康教育,居民已重建健康性行为的
观念,卖淫嫖娼等不安全性行为明显下降(表 4-6)。

表 4-6　2011～2018 年艾滋病血液筛查及淋病与其他性病的情况

年份	血液筛查人数	淋病	其他性病	HIV/AIDS
2011	24 162	531	459	185
2012	28 148	379	172	138

（续表）

年份	血液筛查人数	淋病	其他性病	HIV/AIDS
2013	30 741	281	101	95
2014	33 537	245	110	87
2015	36 479	221	95	79
2016	34 766	207	105	73
2017	31 795	179	101	65
2018	35 670	137	90	64

注：淋病、其他性病数据来自村医报告系统。

经过最近几年坚持不懈的宣教，实施自省式防艾策略，艾滋病在龙州县传播蔓延的势头终于得到有效遏制，至 2011 年后出现转折并连年下降（图 4-2）。

未进行自省式防艾前的 2005～2011 年，龙州县每年发病率都在递增；实施自省式防艾后的 2012～2018 年，龙州县每年发病率都在递减，按前一周期上升计算，实施自省式防艾后的 8 年共避免新发感染 3 275 例（表 4-7）。

自省式防艾模式在广西推广后，广西 2012、2013、2014、2015 和 2016 年发病率分别比上年下降 20.21%、13.52%、14.17%、2.7% 和 3.42%。按照上一周期 2006～2010 年每年增减幅度计算，2011～2016 年的 6 年预计发生艾滋病 100 252 例，实际报告 64 854 例，6 年共减少发病 35 398 例。

（2）2011～2018 年龙州县淋病逐年下降佐证艾滋病防控效果：2012 年全县报告淋病 379 例，较 2011 年的 531 例减少了 152 例，下降了 28.63%（152/531）；2013

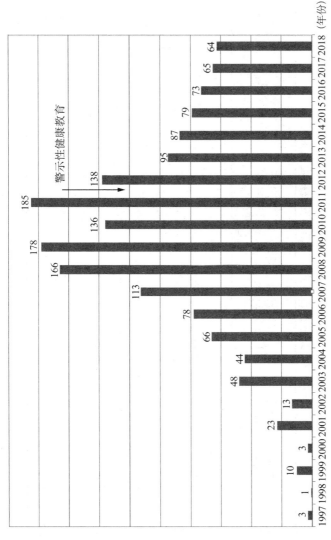

图 4-2 龙州在 2011 年实施自省式防艾策略之后新发艾滋病连年下降示意图

表 4 - 7　龙州县自省式防前后艾滋病发病情况

年份	实施前报告例数	实施前比上年增幅
2004	44	
2005	66	0.50
2006	78	0.18
2007	113	0.45
2008	166	0.47
2009	178	0.07
2010	136	-0.24
2011	185	0.36
合计	966	

年份	实施后实际发病例数	按实施前上一周期年增幅	按实施前增幅当年理论发病例数	实施后实际当年减少例数
2011	185		185	0
2012	138	0.50	278	140
2013	95	0.18	328	233
2014	87	0.45	475	388
2015	79	0.47	698	619
2016	73	0.07	748	675
2017	65	-0.24	572	507
2018	64	0.36	778	714
合计	786		4 061	3 275

年报告淋病 281 例,较 2012 年的 379 例减少了 98 例,下降了 25.86%(98/379),2014 年报告淋病 245 例,较 2013 年的 281 例减少了 36 例,下降了 12.81%(36/281);2015 年报告淋病 221 例,较 2014 年的 245 例减少了 24 例,下降了 9.80%(24/245);2016 年报告淋病 207 例,较 2015 年的 221 例减少了 14 例,下降了 6.33%(14/221);2017 年报告淋病 179 例,较 2016 年的 207 例减少了 28 例,下降了 13.53%(28/207),2018 年报告淋病 137 例,较 2017 年的 179 例减少 42 例,下降了 23.46%(42/179)。以上数据均有力地佐证了艾滋病的防控成效。

第三节　广西龙州县"自省式防艾"模式得到政府采纳与推广

1999 年以来,我国艾滋病一直在以 10%～30%的速度不断增长,预计到 2015 年我国存活的艾滋病患者和感染者人数将大于 1 800 万。感染者的身体状况在感染后的无症状期与正常时无异,到艾滋病期,一系列相关症状和继发机会性感染将最终导致患者死亡,在其自身痛苦的同时也给旁人留下恐怖的印象,所以在艾滋病流行初期宣传工作以反歧视为重点。起初的传播方式主要是吸毒共用注射器,因此最初以美沙酮替代和针具交换作为主要的预防干预措施。随着传播方式转变为以性传播，即卖淫嫖娼为主蔓延致农民感染病例大幅上升时，促使人们反思艾滋病的宣传重点和完善的策略。

龙州县 2011 年前艾滋病迅速蔓延扩散的原因 98.78% 为性传播，其中 76.82% 为嫖娼后感染。在听艾滋病预防课受访的 611 名男性成人中，37.2% 有嫖娼经历，仅 62.1% 在嫖娼时戴安全套。在兼顾艾滋病病毒感染人群尤其是艾滋病患者对艾滋病危害宣传的可接受性和接受程度，尽力避免歧视的同时，打破"不让公众知道艾滋病的危害"的禁锢已经迫在眉睫。对龙州县 2011～2013 年 396 例 HIV/AIDS 者病例调查中，77.02% 患者认为总是宣传"握手不传染、共用浴缸不传染"不利于艾滋病的预防，78.79% 认为"查出艾滋病不告诉配偶和家人的政策"不利于艾滋病的预防，92.42% 患者可以接受正面宣传艾滋病的危害。表明一些反歧视宣传和做法对人们在艾滋病危害性的认识方面存在一定程度的误导。说明只要宣传场合和宣传方式得当，即艾滋病患者在场时不要故意对其直率表述就可以避开歧视的嫌疑，没有艾滋病患者在场的情况下进行警示性宣传和健康教育，公众是可以接受的。这既避免了对艾滋病患者的歧视，又宣传了艾滋病的危害和预防知识及警示教育，使公众能正确判断，勇下决心，主动采取自我保护的措施，达到关爱艾滋病患者和预防新发感染的目的。龙州县曾经有嫖娼经历的人中，听艾滋病预防课之后 95.2% 的人放弃嫖娼,继续有嫖娼想法的 11 人承诺以后使用安全套,安全套使用率从听艾滋病预防课前的 62.1％增加到100％,危险性行为时安全套使用率比听课前增加 40％。充分证明对未患病未感染的大众,采取措施使其认识到艾滋病对健康危害的警示性健康教育取得的效果很明显。

广西壮族自治区疾病预防控制中心专家卓家同提出的"自省式防艾"防控策略建议在 2011 年 5 月 28 日《健康报》内参刊出,2011 年 6 月 9 日得到时任副总理李克强同志的充分肯定与批示,2011 年底即得到广西壮族自治区人民政府采纳,并于 2011 年 11 月全面调整防艾策略(见 2011 年 11 月 29 日《健康报》头版头条)。广西全区 2012 年全面推广龙州"自省式防艾",开展"千万堂讲座进村寨"活动,2013 年 8 月 21 日在龙州县召开的"广西全区县乡村艾滋病防控网络规范化建设现场会"上进行推广,2014 年 9 月 11 日在容县召开的"广西全区县乡村艾滋病防控网络规范化建设现场推进会与培训班"上再次进行推广,2015 年 6 月 30日在钦州召开"广西全区县乡村艾滋病防控网络规范化建设现场会推进会与培训班"专门进行讲授培训和推广。这些自省式警示性健康教育活动反复推进,把艾滋病危害及预防知识技能传进千家万户,使得广西艾滋病发病率连年下降:2012 年报告艾滋病12 229 例,比 2011 年的 14 250 例下降了20.21％;2013 年报告艾滋病 10 877 例,比 2012 年的12 229 例下降了13.52%; 2014 年报告艾滋病 9 460 例,比 2013 年的10 877 例下降了 14.17%;2015 年报告艾滋病 9 190 例,比 2014 年的 9 460 例下降了 2.70%;2016 年报告艾滋病 8 848 例,比 2015 年的 9 190 例下降了3.42%。广西艾滋病疫情 2010 年从全国第二退居第三,年新发病例也从全国第一退居第四,是艾滋病防控 30 多年来疫情唯一最早下降并持续下降的省区。

2011 年 11 月 22 日《健康报》头版以《广西龙州探索"自省式防艾模式"》为题大幅报道,2011 年 12 月 8 日《人民日报》第 19 版大幅全面报道,2012 年 11 月 21 日《健康报》在第 3 版以《广西龙州"自省式防艾"效果初显》为题进行了报道。2013 年 10 月 24 日,在美国奥兰多艾滋病防控国际会议专题介绍"广西龙州自省式防艾模式及其效果研究",获得高度赞赏。"广西龙州自省式防艾模式"在 2013 年 9 月 27 日《健康报》第 3 版以《龙州防艾村村有人管》为题大幅报道,《健康报》在 2014 年 9 月 26 日第 2 版、《中国农村卫生》在 2014 年第 12 期首篇大幅以"广西引导农民主动防艾"报道推广,2015 年 12 月 24 日《健康报》第 7 版对卓家同创新的预防艾滋病的健康教育方法做了详细介绍与推广。

第四节　广西龙州县乡村三级网络为预防艾滋病提供新思路

2011年,健康报曾以《广西龙州探索"自省式防艾模式"》为题对龙州防艾模式进行详细报道。文章刊出后,受到多方质疑,认为"自省式防艾"是恐吓,并对其效果持有怀疑。8年过去了,龙州防艾模式经受了考验,取得了显著成效。在监测力度加大的情况下,2012年报告HIV/AIDS 138例,比2011年185例减少47例,下降了25.40%(47/185);2013年报告HIV/AIDS 95例,比2012年减少43例,下降了31.16%(43/138);2014年报告HIV/AIDS 87例,比2013年减少8例,下降了8.42%(8/95);2015年报告HIV/AIDS 79例,比2014年减少8例,下降了9.20%(8/87);2016年报告HIV/AIDS 73例,比2015年减少6例,下降了7.59%(6/79);2017年报告HIV/AIDS 65例,比2016年减少8例,下降了10.96%(8/73);2018年报告HIV/AIDS 64例,比2017年减少1例,下降了1.54%(1/65)。

龙州在有艾滋病报告以来发病逐年快速增加的势头,在2011年实施自省式防艾策略之后出现转折并连年下降。

如果说自省式宣教是手段和外延,那么县乡村三级防控网络才是为龙州防艾模式注入动力的发动机。可以说,县乡村三级防艾网络是龙州模式的核心。依靠这个,网络自省式宣教才能落到实处,持续性地对村民进行宣传,日复一日,效果才能得以体现。将艾滋病防控终端由以往的县疾病预防控制中心下沉至村卫生室,将防控触角深入农村的每一个角落,这其实是借鉴了我国计划免疫的办法。创新防控策略,与当地艾滋病感染途径和人群变化直接相关。龙州县在2007年后艾滋病出现暴发式增长,主要原因是感染人群由以往的吸毒者变为普通农民,传播途径由针具交换变为性传播。如果还按以往的办法,把大部分精力放在县级以上地区,那么农村的大多数高危人群则成为防控真空带。因此,只有将防控体系下沉,将触角遍及农民生活的地区,才能使艾滋病的蔓延得到有效控制。按照县乡村三级网络的要求,乡镇卫生院要成立独立的防艾组,至少安排两名防艾专干,每个村卫生室要有一名村医负责防艾工作。龙州县将艾滋病纳入国家公共卫生均等化项目,这样大家可以得到一定补贴,艾防工作才能做得好。此外,县财政在国家公共卫生均等化项目的基础上,按照每名村民每年1元的补贴标准,设立公共卫生服务专项经费,向村医发放补贴,村医管辖的村民数量多,得到的补贴就多。

在工作职责上,新体系中县疾病预防控制中心从既是裁判员又是运动员变成专职裁判——对乡镇卫生院的工作进行监督和指导,同时将检测工作下放到乡镇卫生院,由其负责患者的随访工作。乡镇卫生院则直接监督村医的工作,并将艾滋病防控工作纳入公共卫生均等化项目,对村医工作进行考核,考核结果直接决定绩效收入。对于连续两年考核不合格的村医,将取消其村医资格。龙州模式强调县乡村防艾体系建设和政府经费投入保障,政府投入不大,但收效甚佳。龙州是贫困县尚可做到,其他经济条件好的地区做起来应该没有太大问题。此外,最为重要的是,现在的艾滋病传播途径已由针具交换变为性传播,人群也以农民为主。这些人群流动性很大,如果还是按照以往的方法,防控体系只停留在县一级,对这些人群控制将很难。而龙州县成功经验表明,县乡村三级防艾网络可有效应对上述问题。

参考文献

1. 卓家同.疾病防控因地制宜——流行病学创新实例.北京:人民卫生出版社,2016.8~22

2. 张磊.广西龙州县乡村三级网络为防艾提供新思路.健康报内参,2013.9.28

第五章

警示性健康教育在预防
艾滋病工作中的效果评价

一、警示性健康教育方法简述

健康教育是指为公众提供有益健康的科学知识,并指出增进或影响健康的因素,以及疾病对健康的危害和对生命的威胁,借以引导人们选择健康的生活方式,减少或避免有害因素的暴露,拒绝不健康的行为,达到预防和控制疾病、维护与增进健康的目的。

欲使人们摒弃某种有诱惑的对健康或生命有危害和威胁的行为以预防某种疾病,必须对其进行警示性健康教育。与有病防病、没病强身的锦上添花型健康教育不同,警示性健康教育是劝人去除杂念,不占便宜,否则会染病甚至产生致命的后果。对还没有不良想法的人常规地进行警示,对已经有这种想法或临时起意或正在准备付诸实施的人要使之能悬崖勒马,如临无边苦海,顷刻回头是岸。我们要以风险警示人，以利害触动人来自我收敛、强忍自律，拒绝对健康或生命有危害和威胁的诱惑、摒弃高危行为，达到预防疾病、保障健康的目的。

警示性健康教育的预防病种多为行为性疾病，也就是性传播疾病或缺乏运动的慢性非传染性疾病。性，跟金钱一样，最具诱惑，便宜难不沾，好事难收手，而且还涉及隐私与伦理道德等。警示性健康教育的目的是告知人们拒绝那些诱惑强、有害健康的歪门邪道，不去沾染。曾经侥幸有过的高危行为和经历要痛改前非。在进行艾滋病危害宣讲和预防警示教育时，为了避免尴尬和使人接受，告知人们艾滋病正在通过性传播快速蔓延，既直观指出卖淫嫖娼和性乱的婚外性行为是传播和感染艾滋病的罪魁祸首，又旁证侧引地指出爱情专一、彼此忠诚的正常夫妻生活不会传染艾滋病的道理，从而说明卖淫嫖娼性乱与夫妻忠诚和谐性生活不同，进而去除正常家庭性生活的担心和恐慌，然后以博古论今不贪便宜的哲理与事例，阐明拒绝诱惑防范艾滋病的心理准备和正确方法，最后解开艾滋病来源及其尚无治愈之谜，使宣教工作循循善诱而引人入胜。

二、崇左市推广警示性健康教育预防艾滋病的实施过程

崇左市于 2011 年 8 月实施推广警示性健康教育预防艾滋病，并于 2012 年 8 月发文（崇防艾办，2012.15

号)构架县乡村防控网络,采用警示性健康教育,使人们在当前社会环境下树立"性命第一"的健康理念,自省自敛自律,不沾染或主动摒弃卖淫嫖娼行为或增加安全套的使用来主动预防艾滋病。

用警示性健康教育理论与技巧培训县乡村三级艾滋病防控人员,使之具备上村上门宣讲的能力,在没有艾滋病患者的情况下对艾滋病危害和警示性预防进行宣讲,以避免歧视,使人们正确判断勇下决心,主动采取健康行为和自我保护措施预防新发感染。采取白天聊天场所聚集、晚间开大会,以及各种上门宣讲相结合的形式,逐步推进,反复进行。

三、结果

通过艾滋病疫情监测并对开展警示性健康教育后的2012~2018年疫情与开展前的2005~2011年疫情进行比较,评估效果。艾滋病疫情来自中国疾病预防控制信息系统的艾滋病综合防治信息。

崇左市位于广西西南,人口244万,所辖7县区中宁明、龙州、大新、凭祥4县市与越南接壤,边境线长533公里。2009年调查发现,崇左市城市居民艾滋病防治知晓率达85%,农村居民艾滋病防治知晓率达72%,农民工艾滋病防治知晓率达78%,校内青少年艾滋病防治知晓率达85%,吸毒人群艾滋病防治知晓率达89%,性服务人群艾滋病防治知晓率达87%,暗娼人群干预率达

89.9％,吸毒人群干预率达94％。如此高的防控措施覆盖率并没有根本遏制当地艾滋病疫情高发局面,崇左市发病率仍位居广西全区前列(图5-1)。

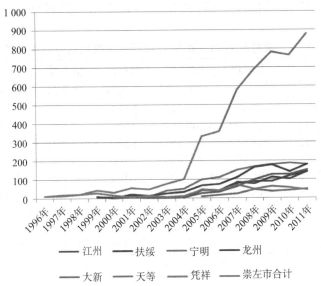

图5-1　1996～2011年崇左市所辖县区艾滋病报告发病情况

全面实施警示性健康教育后,崇左市艾滋病报告病例自2012年出现拐点,2012年比2011年下降18.00％,2013年比2012年下降15.56％,2014年比2013年下降10.03％,2015年比2014年下降7.31％,2016年比2015年下降4.14％,2017年比2016年下降3.70％,2018年比2017年下降3.63％。崇左市所辖县区艾滋病报告病例除扶绥县2013年比2012年小幅回升2.17％、出现局部发展不平衡外,所有县区各年份都比上年下降。不但完全遏制了艾滋病多年一直上升蔓延的势头,而且每年都在逐步下降(图5-2、图5-3)。表明警示性健康教育策略符合实际,内容为人接受,效果确凿显著(表5-1)。筛查淋病发病率同步下降(表5-2～表5-4)即为佐证。

表5-1　崇左市2011～2018年推行警示性健康教育实施情况

年份	入户宣传数(户)	入户宣传受众人数	大众讲课次数	讲课受众人数	就诊患者宣传人数
2011	145 684	485 775	1 191	48 314	21 554
2012	310 522	1 163 587	2 393	42 566	39 824
2013	215 942	781 594	1 857	102 140	36 682
2014	323 060	963 010	1 408	44 546	60 078
2015	494 294	1 628 037	1 196	45 739	81 180
2016	515 320	1 838 400	1 688	46 530	92 360
2017	536 200	1 926 841	1 789	110 499	109 312
2018	998 710	1 628 889	3 924	308 328	517 471
合计	3 539 732	10 416 133	15 446	748 662	958 461

(续表)

年份	发放宣传材料					
	防护知识读本	折页	扇子	年历	其他	合计
2011	174 730	230 176	17 726	42 500	31 373	624 729
2012	174 420	286 329	41 783	35 937	44 900	763 098
2013	165 313	240 474	33 789	24 722	46 182	709 114
2014	308 507	317 554	53 300	2 200	60 600	1 102 759
2015	241 500	349 500	50 100	2 000	61 000	1 218 320
2016	368 210	358 600	40 300	1 800	81 200	850 110
2017	347 267	398 436	0	1 200	90 177	3 521 721
2018	510 479	1 011 450	13 100	2 100	255 799	1 792 928
合计	2 290 426	3 192 519	250 098	112 459	671 231	10 582 799

表5-2　崇左市所辖7县区2005～2018年艾滋病发病情况

年份	江州	扶绥	宁明	龙州	大新	天等	凭祥	合计
2005	46	40	99	66	25	8	43	327
2006	41	39	112	78	34	15	41	360
2007	80	85	150	113	61	22	69	580
2008	90	77	168	166	98	44	48	691
2009	90	110	180	178	125	36	63	782
2010	118	100	186	136	125	39	56	760
2011	140	139	178	185	151	48	43	884
2012	124	92	167	138	137	42	25	725
2013	118	94	143	95	99	35	25	609
2014	100	86	126	87	90	35	23	547
2015	93	80	117	79	84	33	21	507
2016	91	79	107	73	83	32	21	486
2017	90	77	102	65	82	32	20	468
2018	87	78	92	64	79	35	16	451

表5-3　崇左市所辖7县区2012年完善与推行警示性健康教育
前后艾滋病发病比上年度增减情况

年份	江州	扶绥	宁明	龙州	大新	天等	凭祥	崇左市
2006	−10.87	−2.5	13.13	18.18	36	87.5	−4.65	10.09
2007	95.12	117.95	33.93	44.87	79.41	46.67	68.29	61.11
2008	12.5	−9.41	12.00	46.90	60.66	100	−30.43	19.11
2009	0	42.86	7.14	7.32	27.55	−18.18	31.25	13.17
2010	31.11	−9.09	3.33	−23.00	0	8.33	−11.11	−2.18
2011	18.64	39	−4.30	36.03	20.8	23.08	−23.21	16.22

(续表)

年份	江州	扶绥	宁明	龙州	大新	天等	凭祥	崇左市
2012	−11.43	−33.81	−6.18	−25.41	−9.27	−12.5	−41.86	−17.99
2013	−4.84	2.17	−14.37	−31.16	−27.74	−16.67	0	−16.00
2014	−15.25	−8.51	−11.89	−8.42	−9.09	0	−8	−10.18
2015	−7	−6.98	−7.14	−9.2	−6.67	−5.71	−8.7	−7.31
2016	−2.15	−1.25	−8.55	−7.59	−1.19	−3.03	0.00	−4.14
2017	−1.10	−2.53	−4.67	−10.96	−1.20	0.00	−4.76	−3.70
2018	−3.30	1.30	−9.80	−1.54	−3.66	9.38	−20.00	−3.63

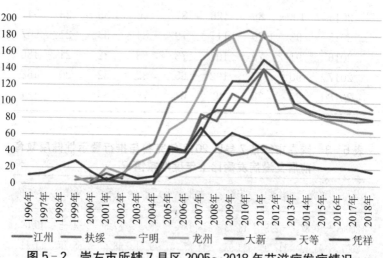

图 5-2　崇左市所辖 7 县区 2005～2018 年艾滋病发病情况

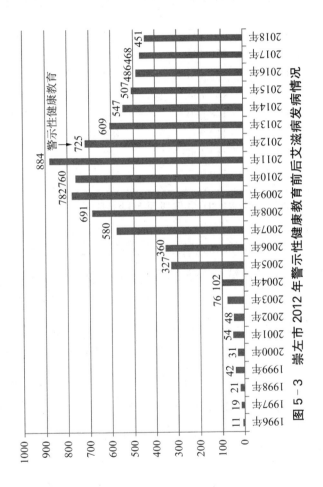

图 5 - 3　崇左市 2012 年警示性健康教育前后艾滋病发病情况

表 5-4   崇左市 2011～2018 年艾滋病检测样本数
与 HIV/AIDS 和淋病报告例数

年份	检测样本数	HIV/AIDS 例数	淋病例数
2011	401 137	884	423
2012	420 466	725	356
2013	480 405	609	278
2014	434 733	547	206
2015	408 580	507	184
2016	413 004	486	302
2017	443 400	468	326
2018	459 983	451	367

注:淋病监测报告数引自中国疾病预防控制信息系统。

2011 年全面实施警示性健康教育之后,崇左市艾滋病发病率节节攀升势头自 2012 年出现拐点,2012 年比 2011 年下降 18.00%,2013 年比 2012 年下降 16.00%,2014 年比 2013 年下降 10.18%,2015 年比 2014 年下降 7.31%,2016 年比 2015 年下降 4.14%,2017 年比 2016 年下降 3.7%,2018 年比 2017 年下降 3.63%。警示性健康教育在艾滋病预防中的探索与应用,使政府层面上的防艾策略进一步完善,为居民了解艾滋病危害性和如何预防旁证侧引讲明危害关系,用触目惊心的后果警示自省自律。一改以往轻描淡写导致知识与行为相分离,使崇左市艾滋病发病率一直以每年 10%～30% 的速度高速增长的局面。

　　广西探索警示性健康教育的"自省式防艾"模式,基
于分析我国广西具体情况:当地财力弱,加上人口众多,
企业几乎没有捐赠资助公众健康项目,难以全面推行美
沙酮替代疗法、吸毒人群的针具交换、全民免费检测和艾
滋病病毒感染者终身抗病毒治疗;中国有些地方城镇化
水平低,教育水平低,隐私保护差,性行为界限清晰,从小
自律性和诚信较差,外加心理承受力差,报复心强,检测
得知感染艾滋病病毒后难以实施诚信的行为避免感染他
人。而西方国家人口少、财力强、企业热心资助公众健康
项目,使美沙酮替代疗法、吸毒人群的针具交换、全民免费
检测和艾滋病病毒感染者终身抗病毒药物治疗成为可能;
西方国家人口教育水平高,城镇化水平高,隐私保护性强,
性行为界限模糊,从小自律性好,自愿咨询检测得知感染
艾滋病病毒后,能负责地以诚信的行为避免感染他人。

　　广西探索警示性健康教育的"自省式防艾"模式,基于
西方或其他国家采用"治疗即预防"的策略体制的不同。
我国有国家和省级疾病预防控制中心,还有地市级疾病预
防控制中心,以及完整的县乡村三级疾病预防体系,具有
贯彻预防为主方针的优势。这一体系能横向到边、纵向到
底地覆盖农村,并像精准扶贫那样精准地对村民进行艾滋
病预防的健康教育,从而有效地对艾滋病进行预防。

　　广西探索警示性健康教育的"自省式"防艾模式,还
基于对一直以来沿用"累积患病人数"来掩盖每年新报告
人数的疫情评价体系的思维突破。"累积患病人数"易混

淆新发感染，导致既看不到成绩也发现不了问题，误导政府和公众认为艾滋病很难防、不可防，从而放弃预防方面的努力。"累积患病人数"还令人在有多少感染和多少患者方面浪费精力。由于过去存在卖淫嫖娼等高危行为，尽管目前还没发病或没有发现，但这个量是定了的，今天发病或明天发病只是时间问题，因此不要去纠缠这个问题。就像一个湖里有多少条病鱼在水中，不要纠缠，关键是不要有新发病的鱼流入湖里即可。所以，重要的是告知没有感染艾滋病的人（也就是目前为止还没有高危行为的人）不要感染艾滋病。也就是不去卖淫嫖娼，就可以预防这个病，这是第一道防线；实在忍不住，就要戴安全套，这是第二道防线，不应该存在戴了安全套就可以放纵的侥幸心理，因其对艾滋病的预防效果并非100%。

广西崇左市从 2011 年底全面推广龙州"自省式防艾"模式，形成警示性健康教育理论体系，采取"自省式防艾"的策略，进一步在政府层面完善警示性健康教育，与对群众警示教育后自省自律的健康性行为形成以及对以往放纵的高危性行为的矫正前后呼应，互为促进。这样，艾滋病防控实践的理论体系更加全面，策略正确可行，实施框架得以完整。全面实施之后，崇左市不但完全遏制了艾滋病多年蔓延飙升的势头，而且每年都在逐步下降。嫖娼行为的减少缩小了艾滋病的传播。广西崇左市采取到村屯对群众进行警示性健康教育策略的"自省式防艾"模式符合实际，内容为人接受，效果明显，值得类似地区借鉴。

参考文献

1. 明中强,梁绍玲,Lorrarine Yap,等.广西某地吸毒人群吸毒行为和性行为定向研究.中华流行病学杂志,2002,23(2):111～113

2. 张彦,栾荣生,李佳圆,等.中国长途汽车司机艾滋病预防干预效果的 Meta 分析.中华流行病学杂志,2010,31(6):670～674

3. 孙丽娜,孙业桓,张栋栋,等.艾滋病感染者/艾滋病患者与其家属艾滋病相关羞耻和歧视的研究.中华流行病学杂志,2010,31(6):1119～1222

4. 卓家同,陆庆林,方克勇,等.艾滋病危害宣传的自省式健康教育在艾滋病预防控制中的应用效果研究.广西医学,2015,37(2):227～231

5. 卓家同.艾防健教:农村应有农村的法子.健康报,2015.9.24

6. 郑灵巧,梁超雄."艾滋"报告例数激增的背后.健康报,2006.8.8

7. 吴美群.防艾:别忘了农村.广西日报,2005.12.11

8. 国务院防治艾滋病工作办公室与联合国中国艾滋病专题组.中国艾滋病防治联合评估报告. http://www. cpirc. org. cn/yjwx/yjwx_detail. asp? id=3864

9. 孟庆普.广西龙州探索"自省式防艾".健康报,2011.11.22

10. 王丽艳,丁正伟,秦倩倩,等.2008～2014 年中国艾滋病经异性途径传播的流行特征分析.中华流行病学杂志,2015,36(12):1332～1336

11. Steiner MJ，Cates WJr. Condoms and sexually-transmitted infections. N Engl J Med，2006,354:2642～2643

12. 卓家同.警示性健康教育在预防艾滋病工作中效果评价.中国病毒病杂志,2018,8(2):100～102

第六章

艾滋病预防中值得讨论的几个问题

一、在世界卫生组织策略基础上探索符合中国实际的策略方能遏制艾滋病在中国的蔓延

世界卫生组织(WHO)对艾滋病防控策略是加大检测力度,使得染上艾滋病的人尽早发现和知道,然后不要传给他人,同时尽快治疗,以减少病毒载量达到感染不了他人的目的;另外一个策略就是尽早治疗,以减少病毒载量达到感染不了他人的目的的同时,延迟继发感染发生的时间或者延迟并发症发生的时间,或者减轻并发症,这样达到提升病人生活质量和寿命。在预防上仅仅大量告知和推广安全套、对从事性服务人群等高危人群进行培训和监管,30年多年来未能有效遏制艾滋病在中国的传播和蔓延。

这是因为"加大检测力度,使得染上艾滋病的人尽早发现和知道并进行治疗,然后不要传给他人"策略是发源

于西方国家。作为发达的西方国家其国人很守法,发现阳性后都能遵守医嘱不传他人,也更加不会报复社会恶意传给他人,再之西方预防构架上乡镇和村都没有专门的预防队伍,只能"扩大检测来尽早发现和尽快治疗减少病毒载量达到感染不了他人"实施二级和三级预防,加上其"健康第一性命至上"的观念根深蒂固,高危性行为时戴套率在90%。相比之下中国人由于文化不同与教育的差距,存在不能承受染上艾滋病事实而归咎社会,有的甚至会恶意传播而报复社会的情况。"东方处女情节或者戴安全套使得性享受荡然无存的"思维,安全套使用率仅为60%~70%,加上有报告称避孕套预防艾滋病的失败率为16.7%,安全套不合格检出率32.3%,因此强调不去卖淫嫖娼和不染指婚外性行为是第一道防线,把持不住诱惑戴安全套预防是第二道防线。我们应该发挥我国从国家级、省市(地)县直达乡村,有专门的预防机构和队伍来上村上门实施一级预防,就可遏制艾滋病在中国蔓延态势。

从患者角度宣传"艾滋病正在变成一种慢性病,就像用胰岛素治疗糖尿病、用降压药控制高血压一样。艾滋病感染者坚持抗病毒治疗,理想的话可以活到平均寿命"用来对艾滋病患者的关爱没有什么错。但在健康人群里大讲特讲就起到麻痹和纵容作用,因为即使患上艾滋病也不用怕,客观上为有高危行为想法的人找到放纵的依据,进而为艾滋病的新发蔓延推波助澜。病就是病,就是对健康的伤害和威胁,造成劳动的丧失,活动的限制,生活质量的下降,医药和营养费用负担和误工损失寿命减少,这就是疾病负担。疾病负担是公共卫生和疾病预防的依据。如果患病也不要紧,也就没有必要搞疾病预防,这显然有有悖于世界卫生组织宗旨,也有悖于党和国家使人们"不生病、少生病、生小病、晚生病"的卫生健康工作要求和"预防为主"的我国卫生健康工作方针。

二、中国艾滋病防控堵住"增量"问题关键在落实预防为主方针

在中国,正在打一场精准扶贫攻坚战。从维护健康到精准防贫才能巩固精准扶贫成果,否则一个县一年500～1 000 例新增艾滋病,就新增 500～1 000 户贫困户,就会加大脱贫攻坚难度。因此,中国艾滋病要解决"增量"才能更好地关爱"存量",才能真正解决艾滋病蔓延传播和泛滥问题,才能从另一方面助力决胜脱贫攻坚。要解决中国艾滋病"增量"只有预防为主。以习近平总书记为核心的党中央制定卫生工作方针:"以基层为重点,以改革创新为动力,预防为主,中西医并重,将健康融入所有政策,人民共建共享。"其中预防为主,就是解决增量问题,不能越防越多。中西医并重是指治疗,解决存量问题,怎么使得有小病的人尽快去除病患,得大病的人能康复,得绝症的人减轻病痛提高生活质量。如果不理清这些关系,去理解西方的所谓"治疗即预防",就会走入怪

圈,导致越防越多。

三、正确处理艾滋病的反歧视和防病的关系

艾滋病感染者、艾滋病患者和正常人一样,大家都有权益和义务。反对歧视艾滋病感染者和患者涉及个人修养和社会政策。政策层面上有相关法律、法规需要遵循和实施。而个人修养上则是尊重个人隐私、同情疾苦和善心关怀。决不能在艾滋病患者面前出言不逊或表现出不礼貌的行为。不要把个人采取的预防艾滋病措施与反歧视混为一谈。每个人都是自己健康的第一责任人,都有预防艾滋病的责任和义务。通过恰当的途径和场合传播艾滋病完整的信息和采取防范措施预防艾滋病是个人的权益和社会要求。反歧视是不要歧视艾滋病感染者和艾滋病患者,也就是不要歧视的是人,而预防艾滋病是预防这个损害健康并可传播他人造成传播蔓延的病,不要把人和病混为一谈。

四、艾滋病预防中需要正视的几个问题

1. 不应该有夫妻之外的其他性行为,尤其是不去卖淫嫖娼,这是第一道防线;如果忍不住,就要在性交过程中用安全套进行预防,这是第二道防线。一种行为导致的疾病和蔓延扩散,首先应该是使得还没染上病的人最

大限度地没有这种行为,从而不会产生新发病例,疾病就不会蔓延;如果做不到自觉,就通过疾病的危害和死亡的后果来警示,使人不得不放弃或拒绝这种行为。而不能首先鼓励人有这种行为之后再叫人在行为中采取预防手段,甚至由于放纵感染上艾滋病以后又以"只要坚持抗病毒治疗,理想的话可以活到平均寿命"来安慰。但病就是病,没病最好。因此,要预防艾滋病,首先不应该有夫妻之外的其他性行为,尤其是不去卖淫嫖娼,这是第一道防线,如果忍不住,就要在性交过程中用安全套进行预防,这是第二道防线。

2. 每年报告发病数统计通报效果增加防控信心或找出相关原因进行完善:单用"累积患病人数"会混淆新发感染,导致既看不到成绩也发现不了问题,误导政府和公众认为艾滋病很难防、不可防,从而放弃预防的努力。对现在发现的和已经感染但没有检测而仍未发现的艾滋病感染者和患者的关注和关爱毋庸置疑,但同样重要的是告知没有感染艾滋病的人不要感染艾滋病,也就是不去卖淫嫖娼、不染指婚外性行为以预防这个病,这是第一道防线;实在忍不住,就要戴安全套,这是第二防线。不应该误导戴了安全套就可以放纵,因其对艾滋病的预防效率并非100%。基于每年报告发病数统计通报已随着通过预防减少的新发感染而减少,预防就会有效果,政府就会信心,群众就会有希望。如果效果不佳,则找出相关原因进行策略和措施的调整完善。如果是专业人员混日子、不作为,则应引以为戒。

3. 三不主义对待同性恋:同性恋是个人成年后的生活方式选择,虽然法律上没有违法,但像各式各样的个人爱好一样,是人的一种生活态度。同性恋不是大多数人选项,如果你刻意要进入这个群体,我们只能告诉你得艾滋病的概率很大。对很多初中生、高中生、大学生面对这样的岔路口时,我们建议还是三不主义——不提倡、不支持、不接触。就像诈骗电话一样,不要接,一接就步步掉入深坑,后果不堪设想。但如果你做好心理准备,染上艾滋病也不要紧,那也没办法。

5. 具有诱惑的性需求弹性很大,但可以自控:有人说性生活是成年男人的正常需求,因此嫖娼是解决这个需求的途径。妻子怀孕期间就成为可以出轨和嫖娼的理由,好像有点道理。但人就是人,不是动物。人能够控制自我情感和行为。比如说大家都不富,都需要钱,去抢银行似乎就有了理由。现实情况是大家都没抢银行,因为会招致牢狱之灾杀身之祸。同样,嫖娼也会使你死掉,虽然不是当场毙命,但染上目前还无法治愈的艾滋病其痛苦也难于言喻,到一定阶段甚至生不如死。其实凡是上瘾的东西,都能给人带来快乐,需求弹性无限大。越吃越想吃、越要越想要,越爱越想爱,越嗨越想嗨,这就叫需求弹性无限大。性需求更是如此给人诱惑。因此,要知道其祸害甚至通过其祸害的警示,方能自觉抵制这种诱惑,保护身体健康。

参考文献

1. 王丽艳,丁正伟,秦倩倩,等. 2008～2014 年中国艾滋病经异性途径传播的流行特征分析. 中华流行病学杂志,2015,36(12):1332～1336

2. 乐云. 艾滋卖淫女的残酷青春. http://blog. sina. com. cn/s/blog_4d2fccf30102e07z. html

3. 纪涵量. 女子染艾滋仍卖淫,被捕时刚与嫖客谈妥价格. http://news. sina. com. cn/sf/news/2017-02-16/doc-ifyarrcc7401487. shtml

4. 潘光合,谭勇,夏福明,等. 来华外籍人员艾滋病预防态度及有关行为调查分析. 旅行医学科学,2006,12(1):14～19

5. Steiner MJ, Cates WJr. Condoms and sexually-transmitted infections. N Engl J Med, 2006,354:2642～2643

6. 每日经济新闻. 去年进口安全套 3 成不合格 http://mini. eastday. com/a/170221103542674. html

7. 李颖. 如何打破"只治不防"单轨制. 科技日报,2017.12.26

8. 尹美永. 健康促进,要注重挖掘信念的力量. 健康报,2018.4.14

9. 武文娟. 北京市接到报告学生艾滋病毒感染者累计 1244 例. 北京青年报,2018. 3. 21. http://society. people. com. cn/n1/2018/0321/c1008-29879451. html

10. 冯仑. 除了吃和睡,什么让你快乐? http://mp. weixin. qq. com/s? src＝11&timestamp＝1524451314&ver＝833&signature＝9nNPxvh2HKDHUcb＊UgARFAKNGtkGbmM9I1hZ1B1ZrcJjv1JcoHt9hXLIG8NVrY5u0OpH1GDy－rA＊a3VkL23EwOZDcXv5AFnPyLXQVB6j0GBCMXLoT2PGfIq－Sztvwtck&new＝1

附件1 李克强总理对"艾滋病高发区应调整防控策略"的批示

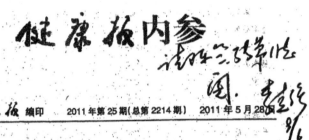

健康报内参

健康报 编印 2011年第25期(总第2214期) 2011年5月28日

艾滋病高发区应调整防控策略

本刊讯 (记者孟庆普)"有的地方居民艾滋病防治知晓率、重点人群干预率、干预措施覆盖率等都接近90%,艾滋病发病率却节节攀升?"广西壮族自治区疾控中心副主任卓家同主任医师得出的原因是:在艾滋病高发区、当前的防控策略已不适应疫情流行形势,"必须因地制宜。"

以位于中越边境的崇左市为例,目前城市居民艾滋病防治知晓率达85%、农村居民艾滋病防治知晓率达72%,农民工艾滋病防治知晓率达78%,校内青少年艾滋病防治知晓率达85%,吸毒人群知晓率达89%,性服务人群知晓率已达87%、暗娼人群干预率达89.9%,吸毒人群干预率达94%,但该市2010年报告病例数比2009年增加20%,发病率位居全自治区前列。类似的现象也出现在艾滋病高发县龙州县。在各项防控措施高覆盖的条件下,龙州县艾滋病疫情仍然居高不下,发病率以县为单位居全自治区前列。

"在崇左,我曾同一位阿婆'艾滋病厉不厉害',阿婆回答,'不厉害,得了艾滋病可以当明星';同一位老汉'怕不怕艾滋病',老汉竟然说'不怕,得了艾滋病中医可以治,还能上电视!'"卓家同说,如果居民以这样的态度看待艾滋

国秘复印件

—1—

病，即使防治知识知晓率、干预措施覆盖率达到100%，也无法真正遏制艾滋病病毒的传播。

卓家同建议，艾滋病高发区防控措施应从当地实际出发，积极探索能产生实效的方法，具体包括实现四大转变：

——防控策略从以吸毒人群针具交换、美沙酮治疗、"小姐"干预为重点转变为以一般人群健康促进为重点，尽量使没有染上艾滋病病毒的人不要被传染。

——防治知识宣传应从当前的"以同情关怀病人、消除歧视和对其危害轻描淡写为主"转变为"以艾滋病危及性命、危害家庭和社会、关系国家存亡为主"，使人们知道一旦染上艾滋病很难根本清除艾滋病病毒，不管主观上愿望多么良好，客观上等待的只能是发病——器官衰竭——死亡。与艾滋病病毒阳性伴侣发生无保护性交后，30天就可能查到艾滋病病毒，在没有抗病毒治疗的情况下3年就会出现病症，6、7年就可能死亡，而且疾病的折磨极为痛苦，即使有抗病毒治疗也只能延缓生命几年时间。

——具体实施要从防治结合、机构不分转，变为防治结合、机构分开。受能力、水平的限制，疾控机构参与感染者治疗，很容易引发医患纠纷。应把疾控机构艾滋病治疗的职能移交到医院，疾控机构只负责做好预防控制工作，认真履行参谋职能。此外，疾控机构要从目前技术上的大包大揽转变为指导、督导、评价和改进措施，指导、督促基层防控措施的落实，及时提出措施效果评估和策略完善建议。

——防治重心下沉，从目前的以县级为中心转变为以乡村为中心，以乡村医生为末梢，乡镇卫生院为枢纽，健全机构、完善组织、分清责任，从县、乡、村一级抓一级，真正做到纵向到底，横向到边。

|附件2|　卫生部部长陈竺对"艾滋病高发区应调整防控策略"的批示

领导批示抄清件

李克强同志6月9日在健康报社《艾滋病高发区应调整防控策略》(《健康报内参》总第2214期)上批示:请陈竺、张茅同志阅。

陈竺同志6月10日批示:尹力同志阅读。广西基层同志的意见值得重视,宣传教育既要反歧视,更要讲疫情危害和防控必要性;要在高发区切实落实各项责任制,我拟今年专门去广西讲一次课。

张茅同志6月13日圈阅。

尹力同志6月14日批示:请疾控局、疾控中心阅研。广西艾滋病高发问题值得深入研究。

图书在版编目(CIP)数据

警示性健康教育与艾滋病的预防/卓家同著. —上海:复旦大学出版社,2019.3
(2019.9重印)
(艾滋病预防健康教育丛书)
ISBN 978-7-309-14151-1

Ⅰ.①警… Ⅱ.①卓… Ⅲ.①获得性免疫缺陷综合征-预防(卫生) Ⅳ.①
R512.910.1

中国版本图书馆 CIP 数据核字(2019)第 021752 号

警示性健康教育与艾滋病的预防
卓家同 著
责任编辑/贺 琦

复旦大学出版社有限公司出版发行
上海市国权路 579 号 邮编:200433
网址:fupnet@fudanpress.com http://www.fudanpress.com
门市零售:86-21-65642857 团体订购:86-21-65118853
外埠邮购:86-21-65109143 出版部电话:86-21-65642845
上海崇明裕安印刷厂

开本 850×1168 1/32 印张 4.75 字数 83 千
2019 年 9 月第 1 版第 3 次印刷

ISBN 978-7-309-14151-1/R·1717
定价:20.00 元